口腔颌面医学影像诊断学

实验教程

总主编 叶 玲

主 编 游 梦

副主编 任家银 刘媛媛

编 者（以姓氏笔画为序）

王 虎 四川大学华西口腔医学院　　　　吴红兵 四川大学华西口腔医学院

王凯利 四川大学华西口腔医学院　　　　郑广宁 四川大学华西口腔医学院

石宇超 四川大学华西口腔医学院　　　　周进波 四川大学华西口腔医学院

刘 莉 四川大学华西口腔医学院　　　　唐 蓓 四川大学华西口腔医学院

任家银 四川大学华西口腔医学院　　　　游 梦 四川大学华西口腔医学院

刘媛媛 四川大学华西口腔医学院

人民卫生出版社
·北 京·

图书在版编目（CIP）数据

口腔颌面医学影像诊断学实验教程/游梦主编 . —
北京：人民卫生出版社，2023.10
ISBN 978-7-117-35423-3

Ⅰ. ①口… Ⅱ. ①游… Ⅲ. ①口腔颌面部疾病–影象
诊断–实验–高等学校–教材 Ⅳ. ①R816.98-33

中国国家版本馆 CIP 数据核字（2023）第 188994 号

人卫智网	www.ipmph.com	医学教育、学术、考试、健康， 购书智慧智能综合服务平台
人卫官网	www.pmph.com	人卫官方资讯发布平台

口腔颌面医学影像诊断学实验教程
Kouqiang Hemian Yixue Yingxiang Zhenduanxue
Shiyan Jiaocheng

主　　编：游　梦
出版发行：人民卫生出版社（中继线 010-59780011）
地　　址：北京市朝阳区潘家园南里 19 号
邮　　编：100021
E - mail：pmph @ pmph.com
购书热线：010-59787592　010-59787584　010-65264830
印　　刷：天津画中画印刷有限公司
经　　销：新华书店
开　　本：787×1092　1/16　印张：8
字　　数：139 千字
版　　次：2023 年 10 月第 1 版
印　　次：2023 年 10 月第 1 次印刷
标准书号：ISBN 978-7-117-35423-3
定　　价：68.00 元

打击盗版举报电话：010-59787491　E-mail：WQ @ pmph.com
质量问题联系电话：010-59787234　E-mail：zhiliang @ pmph.com
数字融合服务电话：4001118166　　E-mail：zengzhi @ pmph.com

前　言

　　口腔颌面医学影像诊断学是口腔医学专业本科生的必修专业课,该课程是口腔基础课程与口腔临床课程之间的桥梁课程,是口腔医学教育及人才培养中重要的一环。该门本科专业课程的设置包括理论教学及实验教学两部分的内容,理论教学基于国家级规划教材《口腔颌面医学影像诊断学》,本实验教程基于规划教材的课程内容以及编者们多年的教学实践而编写,目的是辅助该课程实验教学更好地开展与实施。

　　本分册教程共有 19 项实验,内容主要是以影像学检查方法以及常见疾病为核心展开的影像学诊断能力的实践培养。实验一到实验四训练根尖片、全景片、头影测量片、CBCT 四类临床常用口腔颌面部影像学检查的拍摄及正常图像阅片能力,实验五到实验十八分别训练各类常见病包括牙体牙髓、牙周疾病,唾液腺、颞下颌关节、外伤、肿瘤类疾病以及系统性疾病口腔表现的影像学诊断能力,实验十九医学影像学诊断原则与文书规范主要训练影像学诊断思维能力及报告书写规范。每一项实验根据课程内容设置理论教学中重要知识点的总结、技术实践、典型图像阅片、病例分析、课堂测验或课后思考题,部分课程还设置虚拟仿真实训。上述内容的设置有助于学生巩固理论知识的同时培养临床实践应用能力。

　　本分册的编写得到了丛书主编叶坽教授,华西口腔医学院教务部张凌琳教授,医学影像科王虎教授、郑广宁教授的大力支持与悉心指导,在此表示诚挚的谢意。

　　本分册的成书有赖于各位编者付出的大量时间与心血,经验所限,疏漏或不足之处,敬请各位同道和读者指正,以便及时勘误和改进。

游　梦

2023 年 9 月

目 录

实验一　口内片的拍摄及正常图像阅片

【目的和要求】

通过本实验,掌握根尖片的分角线投照技术以及根尖片的正常影像学表现;熟悉根尖片平行投照技术;了解数字化牙片成像系统的基本组成和工作原理。

【实验内容】

1. 认识牙片机。
2. 根尖片的拍摄方法。
3. 根尖片的正常影像学表现。

【方法和步骤】

第一步:理论知识总结

1. **牙片机结构**　牙片机的基本构成部分包括球管、悬挂万向臂、控制面板以及曝光按钮。

2. **口内片的类型**　口内片主要包括根尖片、咬翼片(或称𬌗翼片)、咬合片,其中根尖片最常用。

3. **胶片规格**　胶片有0号、1号、2号、3号4种规格。2号片为通用型,应用最广泛;1号片较窄,用于拍摄下颌前牙区等牙弓较窄区域,或用于儿童咬翼片拍摄;0号片最小,可用于儿童下颌乳磨牙拍摄;3号片较2号片长,可用于成人咬翼片拍摄,同时两张3号片拼接后用于咬合片拍摄。

4. **根尖片的拍摄原理**

(1)分角线投照技术的原理:当球管的中心射线垂直于牙长轴与胶片的分角线时,根据等腰三角形原理,牙成像的长度与牙实际长度基本一致。

(2)平行投照技术的原理:通过平行投照支架固定胶片与牙长轴平行,球管定位环保证X射线中心与牙长轴及胶片均垂直。

第二步:根尖片拍摄实操

1. 分角线法拍摄

（1）医生准备:佩戴口罩帽子,手消毒后佩戴一次性手套,确认患者拍摄牙位。

（2）患者体位:辐射防护,采坐姿、头位中正,拍摄侧的殆平面与地面平行。

（3）成像板摆放:成像板感光面紧贴被照牙舌腭侧,牙片边缘超出殆平面5~7mm,目标牙包含在牙片范围内并尽量正中,持片夹或患者手指腹固定胶片。

（4）调整球管垂直角度:使中心射线垂直于牙片和牙齿长轴的分角线。拍摄上颌牙,球管从头侧向足侧倾斜,从前牙到后牙,角度逐渐变小;拍摄下颌牙,球管从足侧向头侧倾斜,从前牙到后牙,角度也逐渐变小。

（5）调整球管水平角度:使球管中心射线平行于牙齿邻面,并尽量垂直于牙片。

（6）摆放球管位置(体表标志):使球管位置与牙片相对应,拍摄范围能包括整张牙片,防止球管位置不佳使局部牙片未曝光而出现白边现象。

（7）选择曝光时间:大多数牙片机的管电压和管电流是固定的,需要通过调整曝光时间来改变曝光剂量,从前牙到后牙,曝光时间依次增加,上颌后牙区由于颧骨重叠,曝光时间最长。

（8）按压曝光按钮曝光,取出成像板后及时完成扫描、捕获、处理及图像传输。

2. 平行投照法拍摄

（1）医生准备:同分角线投照法。

（2）患者体位:采坐姿,体位尽量中正,头位及殆平面位置相对于分角线法要求不严格。

（3）成像板摆放:使用平行投照支架,夹持成像板放入患者口内目标牙位。注意根据拍摄牙位选择合适的支架,支架分前牙、后牙以及咬翼片支架三种主要类型。

（4）球管定位:球管射线筒前缘与平行投照支架尾部的定位圆圈完成对接即可。

（5）选择曝光时间:同分角线投照法。

（6）按压曝光按钮曝光,取出成像板后及时完成扫描、捕获、处理及图像传输。

第三步:典型图像阅片

1. 牙体组织阅片（图 1-1）

（1）阅片类型:前牙区、前磨牙区及磨牙区根尖片,磨牙区咬翼片。

（2）阅片要点:从图中找出以下牙体组织结构,注意观察其正常结构及密度——牙釉质、牙本质、釉牙骨质界、髓腔(包括髓角、后牙的髓室壁、髓室顶、髓室底)、根管系统(包括根管口、根尖孔)。

2. 牙周支持组织阅片（图 1-1）

（1）阅片类型:前牙区、前磨牙区及磨牙区根尖片,磨牙区咬翼片。

（2）阅片要点:从图中找出以下牙周支持组织结构,注意观察其正常结构及密度——牙周膜间隙(观察其连续性、宽度的变化)、骨硬板(观察其密度、连续性、与牙槽突顶骨皮质的连续性)、牙槽骨(观察其排列、密度,注意上下颌牙槽骨骨纹理的差异)。

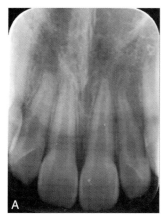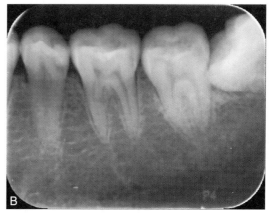

图 1-1　牙体及牙周组织阅片示例
A. 上颌前牙区　　B. 左下颌后牙区

3. 邻近解剖结构阅片（图 1-2）

（1）阅片类型:乳牙列、混合牙列及恒牙列各位置牙片。

（2）阅片要点:从各位置牙片中找出以下结构——上颌切牙区(鼻腭管、腭中缝、鼻底、鼻中隔)、上颌尖牙区(鼻腔、上颌窦底)、上颌前磨牙区(上颌窦底、颧突)、上颌磨牙区(上颌窦底、颧突、翼突、翼上颌裂、上颌结节、下颌骨喙突)、下颌切牙区(颏棘、营养管)、下颌前磨牙区(颏孔、下牙槽神经管)、下颌磨牙区(下牙槽神经管、外斜线、下颌下缘),乳牙列或混合牙列可看到下方恒牙胚。

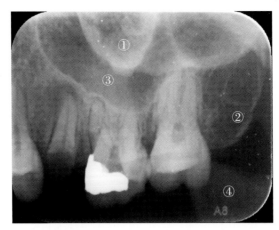

图 1-2　邻近解剖结构阅片示例（左侧上颌后牙区牙片）
①颧突；②上颌结节；③上颌窦；④喙突。

第四步：虚拟仿真实训及测试

1. 登录网址：四川大学华西口腔医学院教学中心虚拟仿真实验教学开放平台。

2. 选择《口腔医学影像学检查虚拟仿真实训》，完成登录。

3. 在"基础知识"模块选择进行学习。

4. 在"拍摄训练"模块进行拍摄实训。

5. 在"影像阅片"模块进行阅片学习和测试。

（王　虎　任家银）

实验二　全景片的拍摄及正常图像阅片

【目的和要求】

通过本实验,掌握全景片的正常影像学表现;熟悉全景片的拍摄技术;了解曲面体层成像系统的基本组成和工作原理。

【实验内容】

1. 认识曲面体层机。
2. 全景片的拍摄方法。
3. 全景片的正常影像学表现。

【方法和步骤】

第一步:理论知识总结

1. **曲面体层机结构**　曲面体层机的基本构成部分包括 X 线球管、成像板、颏托(咬合杆)、头夹及定位装置等。

2. **全景片的拍摄原理**　应用窄缝及圆弧轨道体层摄影原理,通过一次成像,在成像板上获得摄有全部牙及周围组织的全景影像。拍摄过程中通过不断改变的动态旋转中心,形成马蹄形的焦点槽(focal trough),使位于焦点槽内的被照颌骨及牙列能清晰成像。

第二步:全景片拍摄实操

1. **医生准备**　佩戴口罩帽子,准备咬合杆套、一次性塑料套。

2. **患者体位**　辐射防护,站立,取下头面部上的金属物件(眼镜、耳环、活动义齿等),颏部放置在颏托,上下颌切牙咬住咬合杆定位凹槽,头部摆正,眶耳平面与听口线的角平分线与地面平行。

3. **调节焦点槽定位线**　焦点槽定位线对准尖牙区(因机器不同定位线位于尖牙远中或近中),对大部分成人而言,该线位于口角,因此也可称为尖牙线或口角线。

4. 按压曝光按钮,直到曝光完成。

第三步:典型图像阅片

1. 牙体组织及牙周组织阅片(图2-1)

(1)阅片类型:全景片。

(2)阅片要点:从图中找出以下牙体组织结构,注意观察其正常结构及密度——牙釉质、牙本质、牙髓腔、牙周膜间隙(观察其连续性、宽度的变化)、骨硬板(观察其密度、连续性、与牙槽突顶骨皮质的连续性)、牙槽骨(观察其排列、密度,注意上下颌牙槽骨骨纹理的差异)。

2. 颌骨解剖结构阅片(图2-1)

(1)阅片类型:全景片。

(2)阅片要点:注意对称性阅片技巧,从全景片中尝试找出以下结构——上颌区(鼻腭管、腭中缝、鼻底、鼻腔、鼻中隔、上颌窦、颧骨、颧弓、翼突、翼上颌裂、上颌结节、腭板、眶下缘、眶下管),下颌区(髁突、喙突、乙状切迹、颏孔、下牙槽神经管、下颌角、下颌下缘),咽腔,外耳道,茎突及舌骨等。

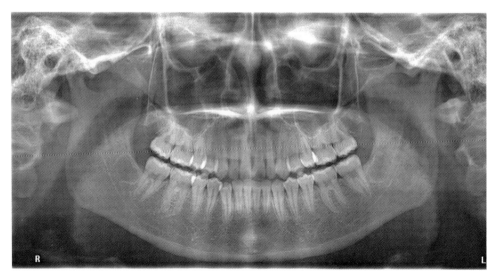

图2-1 全景片阅片示例

第四步:虚拟仿真实训及测试

1. 登录网址:四川大学华西口腔医学院教学中心虚拟仿真实验教学开放平台。

2. 选择《口腔医学影像学检查虚拟仿真实训》,完成登录。

3. 在"基础知识"模块选择进行学习。

4. 在"拍摄训练"模块进行拍摄实训。

5. 在"影像阅片"模块进行阅片学习和测试。

（王　虎　任家银）

实验三　头影测量正侧位的拍摄及正常图像阅片

【目的和要求】

通过本实验,掌握头影测量侧位片的正常影像学表现;熟悉头影测量正侧位片的拍摄技术,熟悉头影测量正位片读片;了解头影测量正侧位片成像系统的基本组成和工作原理。

【实验内容】

1. 头影测量片的拍摄方法。
2. 头影测量片的正常影像学表现。

【方法和步骤】

第一步:理论知识总结

1. **头影测量机结构**　头影测量机的基本构成部分包括 X 线球管、成像板、头颅定位装置(耳塞、头夹、比例尺等)。

2. **头影测量片的拍摄原理**　为了图像的可重复性及可测量性,头影测量的拍摄必须通过定位装置,严格保证头颅在正确位置上拍摄。拍摄侧位片时,双侧耳塞以及眶点指针三点构成的平面应与地面平行,目前大部分设备未设置眶点指针,拍摄人员应从侧面观察并保证眶耳平面与地面平行。头影测量拍摄时的成像板应与球管保持一定的距离,以减少侧位片拍摄时左右面部放大率差异过大。

第二步:头影测量片拍摄实操

1. **医生准备**　佩戴口罩帽子,消毒耳塞。

2. **患者体位**　站立,取下头面部上的金属物件(眼镜、耳环、活动义齿等),鼻根处放置比例尺,耳塞插入外耳道内,头部摆正,眶耳平面与地面平行;嘱患者按照需要咬紧牙齿(多为牙尖交错位)。

3. 按压曝光按钮，直到曝光结束。

第三步:典型图像阅片

1. 头影测量侧位片阅片 (图 3-1)

（1）阅片类型:头影测量侧位片。

（2）阅片要点:尝试从图中找出以下定点:Bolton 点，颅底点，耳点，髁顶点，蝶鞍点，翼点，翼上颌裂点，鼻根点，眶点，前鼻棘点，后鼻棘点，上牙槽座点，上牙槽缘点，下牙槽缘点，下牙槽座点，颏前点，颏顶点，颏下点及下颌角点。

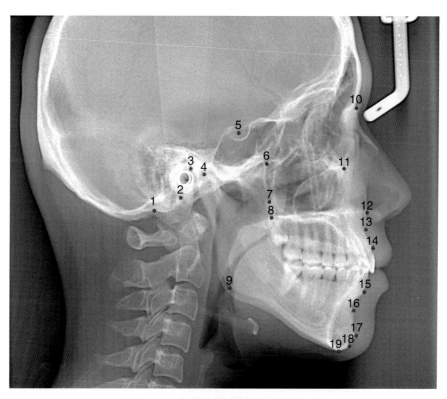

图 3-1　头影测量侧位片阅片示例

1. Bo, Bolton 点;2. Ba, 颅底点;3. P, 耳点;4. Co, 髁顶点;5. S, 蝶鞍点;6. Pt, 翼点;7. Ptm, 翼上颌裂点;8. PNS, 后鼻棘点;9. Go, 下颌角点;10. Na, 鼻根点;11. Or, 眶点;12. ANS, 前鼻棘点;13. A, 上牙槽座点;14. SPr, 上牙槽缘点;15. Id, 下牙槽缘点;16. B, 下牙槽座点;17. Pog, 颏前点;18. Gn, 颏顶点;19. Me, 颏下点

2. 头影测量正位片阅片 (图 3-2)

（1）阅片类型:头影测量正位片。

（2）阅片要点:从图中找出以下解剖结构:下颌支、下颌角、上颌窦、眼眶、上颌骨及乳突。

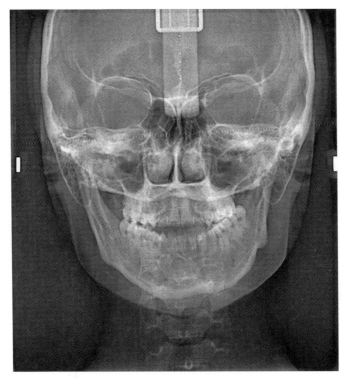

图 3-2　头影测量正位片阅片示例

第四步:虚拟仿真实训及测试

1. 登录网址:四川大学华西口腔医学院教学中心虚拟仿真实验教学开放平台。

2. 选择《口腔医学影像学检查虚拟仿真实训》,完成登录。

3. 在"基础知识"模块选择进行学习。

4. 在"拍摄训练"模块进行拍摄实训。

5. 在"影像阅片"模块进行阅片学习和测试。

(王　虎　任家银)

实验四 CBCT的拍摄及正常图像阅片

【目的和要求】

通过本实验,熟悉CBCT正常影像的表现,熟悉CBCT成像系统的基本组成和拍摄技术;了解CBCT的工作原理。

【实验内容】

1. 认识CBCT机。
2. CBCT的拍摄方法。
3. CBCT的正常影像学表现。

【方法和步骤】

第一步:理论知识总结

1. **CBCT机结构** CBCT机根据患者体位可分为卧式、站式及坐式,其基本构成部分包括头部固定装置(头靠、头夹、颏托等)、X线球管、探测器(成像板)、激光定位装置以及控制面板等。

2. **CBCT的拍摄原理** CBCT即锥形束CT,因为广泛应用于牙科领域,因此又称牙科CT。CBCT的基本原理是利用锥形束射线源扫描,通过二维面状探测器(成像板)接收数据。CBCT的X线球管和探测器围绕投射区中心旋转180°~360°,即可获得全部原始数据,连续几百张的二维平面投影图像则通过配套软件重建为三维图像。

第二步:CBCT片拍摄实操

1. **医生准备** 佩戴口罩帽子,颏托套一次性保护膜。

2. **患者体位** 坐在CBCT椅位上(也有站式和卧式),取下头部的金属物件(眼镜、耳环、活动义齿等),颏托抵住颏部,固定摆正头部,咬合平面与地面平行为佳。

3. **参数调节** 服从放射防护的正当性及最优化原则,依据患者个体情况,选择恰当的视野大小(FOV)、曝光剂量(管电流、管电压、曝光时间)以及其他可调参数。

4. **调节定位线** 定位线根据兴趣区选择相应的体表标志。

5. 按压曝光按钮,直到曝光结束。

6. 图像重建、切片及上传。

第三步:典型图像阅片

1. 上颌骨及邻近结构 CBCT 阅片 (图 4-1)

(1) 阅片类型:大视野(颅颌面)、中视野(上颌牙列及上颌窦)、小视野(上颌前、后牙区)CBCT 水平位、矢状位及冠状位切面影像。

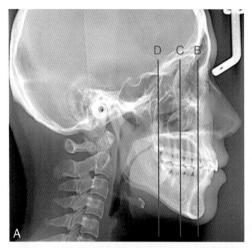
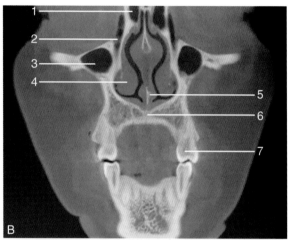
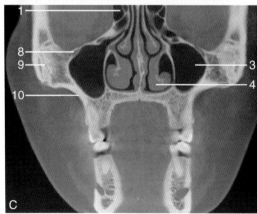
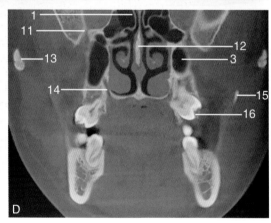

图 4-1 上颌骨 CBCT 阅片示例

A. 侧位片解剖平面示例 B. 经上颌第一前磨牙平面 C. 经上颌第一磨牙平面 D. 经上颌第三磨牙平面

1. 筛窦气房 2. 鼻泪管 3. 上颌窦 4. 下鼻甲 5. 犁骨 6. 腭中缝 7. 上颌第一前磨牙 8. 眶下神经管 9. 颧上颌缝 10. 颧牙槽嵴 11. 眶下裂 12. 筛骨垂直板 13. 颧弓 14. 腭大管 15. 下颌骨喙突 16. 上颌第三磨牙

（2）阅片要点：能够正确辨识冠状位、矢状位以及水平位切片，并能构建影像中解剖结构的空间位置关系。上颌骨位于颜面部中份，其形态由一体四突构成。其中上颌骨体有前、上、外后、内四面，中间为上颌窦腔。四突分别为额突、颧突、腭突以及牙槽突，额突与额骨、泪骨及鼻骨连接，颧突与颧骨连接，腭突在腭中缝处左右对接形成硬腭的前部，牙槽突则容纳上颌牙牙根。尝试在阅片中识别以下结构：上颌牙列、上颌窦、下鼻甲、犁骨、腭中缝、颧上颌缝、颧牙槽嵴、颧弓、腭大管、蝶骨翼板、翼上颌裂、上牙槽后动脉等。

2. 下颌骨及邻近结构 CBCT 阅片（图 4-2）

（1）阅片类型：大视野（颅颌面）、中视野（下颌牙列）、小视野（下颌前、后牙区）CBCT 水平位、矢状位及冠状位切面影像。

（2）阅片要点：下颌骨由下颌体及下颌支组成，形似马蹄形。下颌体分为内面、外面、牙槽突侧及下颌体下缘；下颌支由喙突、髁突、乙状切迹、内面、外面组成。下颌骨的内外骨板由骨皮质组成，骨松质（髓腔）包绕其内。尝试在阅片中识别以下结构：下颌牙列、下颌支、乙状切迹、喙突、髁突、颞下颌关节区、下颌神经管、下颌孔、颏孔、颏棘、舌侧孔及舌骨等。

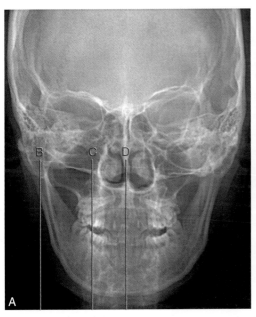
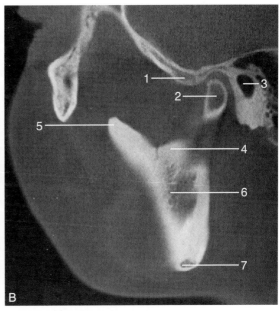

图 4-2 下颌骨 CBCT 片阅片示例
A. 正位片相应解剖平面示例 B. 经下颌髁突内份平面
1. 关节结节 2. 髁突 3. 外耳道 4. 乙状切迹 5. 喙突 6. 下颌支 7. 下颌角

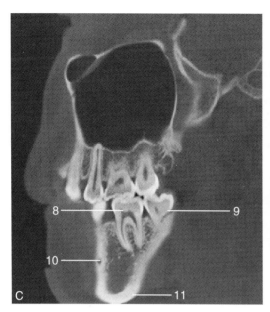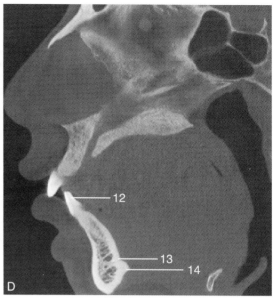

图 4-2(续)

C. 经下颌第一磨牙平面　D. 经下颌中线平面

8. 下颌第一磨牙　9. 下颌第二磨牙　10. 颏孔　11. 下颌下缘　12. 下颌中切牙　13. 舌侧孔　14. 颏棘

第四步:虚拟仿真实训及测试

1. 登录网址:四川大学华西口腔医学院教学中心虚拟仿真实验教学开放平台。

2. 选择《口腔医学影像学检查虚拟仿真实训》,完成登录。

3. 在"基础知识"模块选择进行学习。

4. 在"拍摄训练"模块进行拍摄实训。

5. 在"影像阅片"模块进行阅片学习和测试。

(王　虎　任家银)

实验五　龋病的影像学诊断

【目的和要求】

通过本实验,掌握浅龋、中龋、深龋及继发龋的影像学表现;了解根面龋、邻面龋、放射性龋、猛性龋等其他分类方式特征龋损的影像学特点。

【实验内容】

1. 浅龋的影像学表现。
2. 中龋的影像学表现。
3. 深龋的影像学表现。
4. 继发龋的影像学表现。

【方法和步骤】

第一步:理论知识总结

1. **浅龋**　发生在牙冠时,一般为牙釉质龋或早期牙釉质龋;发生在牙颈部者为牙骨质龋和(或)牙本质龋。

【临床表现】　发生于𬌗面窝沟者,呈白垩色或黑褐色。早期平滑面浅龋呈白垩色或斑,可进展为黄褐色或褐色斑点。发生在邻面的平滑面龋早期不易察觉。患者常无主观症状。

【影像学表现】　圆弧形的凹陷缺损区,范围一般较小,不超过釉牙本质界。常用检查方法为根尖片或咬翼片。

【鉴别诊断】　发生在牙颈部的浅龋或中龋,需要与正常牙颈部釉牙骨质界的三角形密度减低区(burnout)鉴别。鉴别要点是 burnout 边界相对较清楚,相邻多颗牙可呈现相同的影像学表现。

2. **中龋**　病变进展至牙本质浅层。

【临床表现】　病变呈黄褐色或深褐色,可见明显龋洞。对酸甜刺激敏感,过

15

冷或过热刺激也能产生酸痛感觉,冷刺激尤为显著。刺激去除后症状立即消失。

【影像学表现】　圆弧凹陷状的牙体硬组织缺损,或口小底大的倒凹状缺损。常用检查方法为根尖片或咬翼片。

3. **深龋**　病变进展牙本质深层。

【临床表现】　多可见明显的龋洞,冷、热和化学刺激都会引起激发痛。

【影像学表现】　龋洞大而深,洞底近髓时,髓角变低,髓室变小。

4. **继发龋**　指龋病治疗充填后在充填物的底壁和边缘再发生的病变。

【影像学表现】　充填物的窝洞边缘,牙硬组织破坏形成密度减低的不规则窄缝,边缘常不光滑。

第二步:典型图像阅片

1. **浅龋阅片**(图 5-1)

(1)阅片类型:根尖片、咬翼片。

(2)阅片要点:观察病变位置、进展的深度,累及的牙齿等。

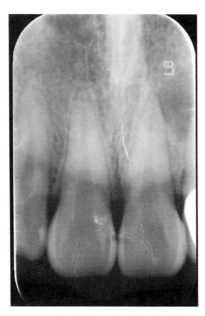

图 5-1　浅龋示例(根尖片)

2. **中龋阅片**(图 5-2)

(1)阅片类型:根尖片、咬翼片。

(2)阅片要点:观察病变进展的深度,龋损的形态、对髓腔的影响等。

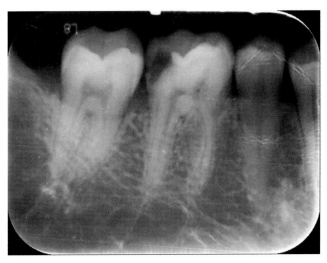

图 5-2　中龋示例（根尖片）

3. 深龋阅片（图 5-3）

（1）阅片类型：根尖片。

（2）阅片要点：观察病变进展的深度，是否累及髓角，根尖周组织有无改变。

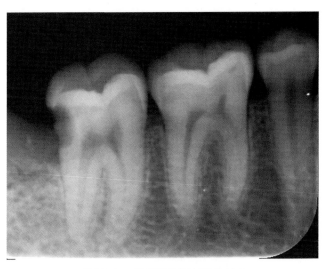

图 5-3　深龋示例（根尖片）

4. 继发龋阅片（图 5-4）

（1）阅片类型：根尖片、咬翼片。

（2）阅片要点：观察病变的位置、充填物周围牙体密度的改变，继发病变的形态以及边缘等。

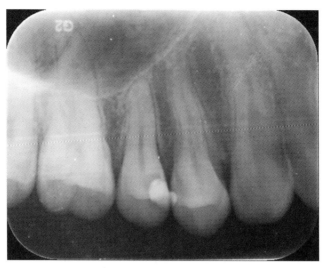

图 5-4　继发龋示例（根尖片）

5. Burnout 阅片（图 5-5）

（1）阅片类型：根尖片、咬翼片、全景片。

（2）阅片要点：观察邻近多颗牙是否都呈现类似改变，观察低密度区的形态、边缘。

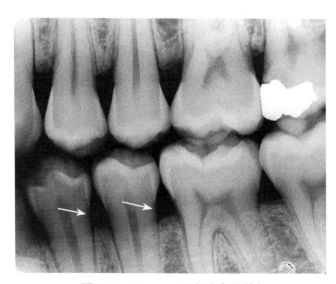

图 5-5　Burnout 示例（咬翼片）

第三步：病例分析及影像学诊断

1. 实验方法

（1）病史阅读及阅片。

（2）指出患牙并进行影像学描述。

（3）给出影像学诊断及鉴别诊断。

（4）其他病例相关问题。

2. 示例一

患者女,19岁,左侧下颌后牙冷热敏感半个月。拍摄根尖片（图5-6）显示如下：

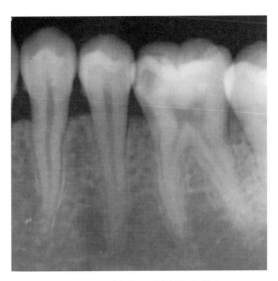

图 5-6　龋病示例（根尖片）

3. 示例二

患者男,46岁,右侧下颌后牙出现冷热激发痛 2 月余,近期加重。拍摄根尖片（图5-7）显示如下：

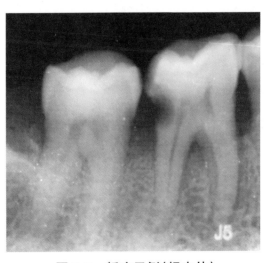

图 5-7　龋病示例（根尖片）

第四步:测验及思考题

1. 课堂测验(读片题、病例题)。

2. 课后思考题:在 CBCT 中如何鉴别龋病与金属伪影?

（王凯利　郑广宁）

实验六　牙髓病的影像学诊断

【目的和要求】

通过本实验,熟悉牙髓钙化、牙内吸收的影像学表现。

【实验内容】

1. 牙髓钙化的影像学表现。
2. 牙内吸收的影像学表现。

【方法和步骤】

第一步:理论知识总结

1. 牙髓钙化

【病理机制】　牙髓组织代谢障碍,引起牙髓变性,继而钙盐沉积所致。

【临床表现】　一般无临床症状,髓石可出现与体位有关的自发痛。

【影像学表现】　牙髓钙化分为髓石、弥散性钙化两种类型。前牙髓石呈条状或针状,后牙髓石呈圆形或卵圆形的致密团块,可游离或附着于髓腔壁上;弥散性钙化多表现为正常髓室及根管影像完全消失或髓腔、根管变细。

2. 牙内吸收

【病理机制】　尚不完全明了,可能是创伤、慢性炎症等不良刺激致牙髓组织肉芽性变,其内的破骨细胞引起的髓室内牙本质吸收。

【临床表现】　一般无自觉症状,少数可出现类似牙髓炎的疼痛症状。

【影像学表现】　发生于髓腔或根管内壁的透射影;髓室壁或根管壁变薄;可伴根尖区感染,甚至继发牙根折裂。

第二步:典型图像阅片

1. 髓石阅片(图 6-1)

(1)阅片类型:根尖片、全景片、CBCT。

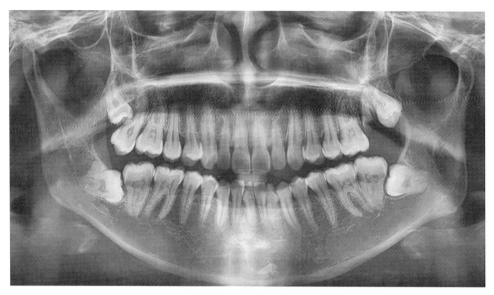

图 6-1 多发后牙髓石示例（全景片）

（2）阅片要点：观察髓石发生的牙位、髓石形态等。

2. 弥散性钙化阅片（图 6-2）

（1）阅片类型：根尖片、全景片、CBCT。

（2）阅片要点：观察弥漫性钙化发生的牙位，观察残存根管系统形态。

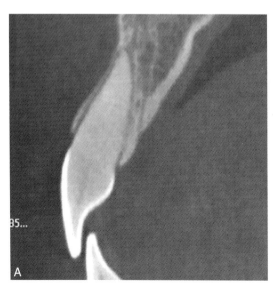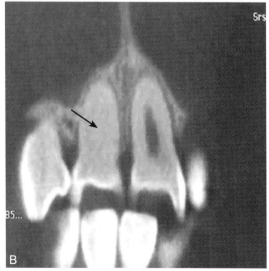

图 6-2 前牙弥散性钙化示例（CBCT）

A. 矢状面　B. 冠状面

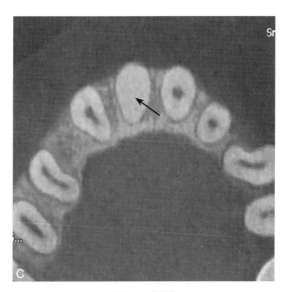

图 6-2（续）
C. 水平面

3. 牙内吸收阅片（图 6-3）

（1）阅片类型：根尖片、CBCT。

（2）阅片要点：观察患牙牙内吸收发生的部位，观察患牙存在的其他病变。

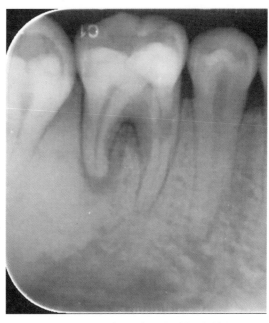

图 6-3　牙内吸收示例（根尖片）

第三步:病例分析及影像学诊断

1. 实验方法

（1）病史阅读及阅片。

（2）指出患牙并进行影像学描述。

（3）给出影像学诊断及鉴别诊断。

（4）其他病例相关问题。

2. 示例

患者男,30 岁,外伤 1 年后复诊。专科检查见 11、21 形态完整、对称,11 稍变色,拍摄根尖片如图 6-4:

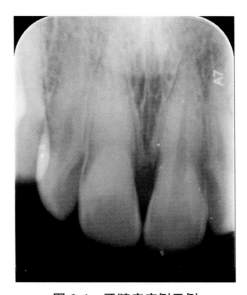

图 6-4 牙髓病病例示例

第四步:测验及思考题

1. 课堂测验(理论题、读片题、病例题)。

2. 课后思考题:牙内吸收与牙根折裂的影像学鉴别要点。

（王凯利 郑广宁）

实验七　根尖周病的影像学诊断

【目的和要求】

通过本实验,掌握根尖周炎的影像学表现及鉴别诊断;熟悉致密性骨炎、牙骨质增生、牙骨质 - 骨结构不良的影像学表现。

【实验内容】

1. 根尖周脓肿的影像学表现。
2. 根尖周肉芽肿的影像学表现。
3. 根尖周囊肿的影像学表现。
4. 根尖周脓肿、根尖周肉芽肿、根尖周囊肿的鉴别诊断。
5. 致密性骨炎的影像学表现。
6. 牙骨质增生的影像学表现。
7. 牙骨质 - 骨结构不良的影像学表现。

【方法和步骤】

第一步:理论知识总结

1. 根尖周脓肿

【临床表现】 在急性浆液性炎症阶段,初期表现为咬合痛;当病变进一步发展,咬合疼痛加重,出现自发性疼痛,呈持续性、搏动性跳痛,有明显叩痛,可有明显的全身症状。当炎症转化为慢性,自觉症状不明显。

【影像学表现】 早期 X 线片无明显骨质改变。随病程进展,可见以病原牙为中心的弥散性骨质破坏,骨硬板受累,边界不清,病变一般较局限,周围骨质可有增生反应。

2. 根尖周肉芽肿

【临床表现】 一般无自觉症状,可有不适或轻微疼痛。

【影像学表现】　病原牙的根尖、根侧方或根分叉有圆形或卵圆形的密度减低区,病变范围较小,直径一般不超过 1cm,边界清楚,边缘无骨白线,周围骨质增生反应不明显。

3. 根尖周囊肿

【临床表现】　一般无自觉症状,体积较大可有膨胀压迫表现。

【影像学表现】　以病原牙根尖为中心,形状较规则、大小不等的圆形或卵圆形低密度病变区,边缘清晰锐利,可见骨白线。

4. 根尖周脓肿、根尖周肉芽肿、根尖周囊肿的鉴别诊断:

	大小	形态	边界
根尖周脓肿	可大可小	不规则	不清晰
根尖周肉芽肿	小于 1cm	类圆形	清晰
根尖周囊肿	可以大于 1.5cm	类圆形	清晰,可有骨白线

5. 致密性骨炎

【病理机制】　根尖区骨质对慢性持续性刺激的增生防御反应。

【影像学表现】　患牙根尖区骨小梁增多增粗,骨质密度增高,骨髓腔变窄或消失。

6. 牙骨质增生

【病理机制】　慢性炎症刺激成牙骨质细胞活跃产生牙骨质沉积。

【影像学表现】　牙根增粗增大。

7. 牙骨质 - 骨结构不良

【临床分类】　根据病变位置和范围分为根尖周牙骨质 - 骨结构不良(仅累及下颌切牙);局灶性牙骨质 - 骨结构不良(后牙病变);繁茂型牙骨质 - 骨结构不良(多发病变)以及家族性巨大型牙骨质瘤。

【影像学表现】　分三期病变,早期病变为骨质溶解破坏期,第二期病变为牙骨质小体生成期,第三期病变为钙化成熟期。

第二步:典型图像阅片

1. 根尖周脓肿阅片(图 7-1)

(1)阅片类型:根尖片、全景片、CBCT。

(2)阅片要点:观察病原牙根尖区骨硬板的破坏,病变形态,边界边缘及周围骨质密度改变等。

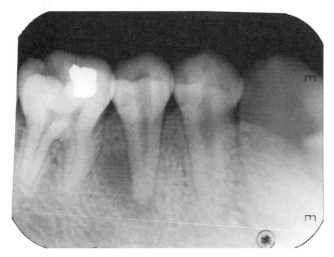

图 7-1　根尖周脓肿示例（根尖片）

2. 根尖周肉芽肿阅片（图 7-2）

（1）阅片类型：根尖片、全景片、CBCT。

（2）阅片要点：观察病原牙与肉芽肿的关系，病变的大小、形状及边界边缘。

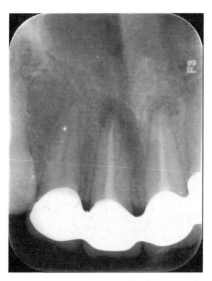

图 7-2　上颌前牙根尖肉芽肿示例（根尖片）

3. 根尖周囊肿阅片（图 7-3）

（1）阅片类型：根尖片、全景片、CBCT。

（2）阅片要点：观察病原牙与囊肿的关系，囊肿的大小、边界边缘（骨白线）。

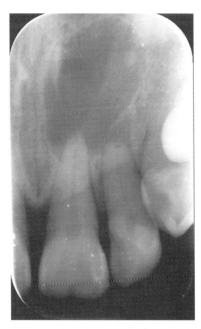

图 7-3　上颌前牙根尖周囊肿示例（根尖片）

4. 致密性骨炎阅片（图 7-4）

（1）阅片类型：根尖片、全景片。

（2）阅片要点：观察病变区骨质密度改变及边界（全景片可与对侧比较）。

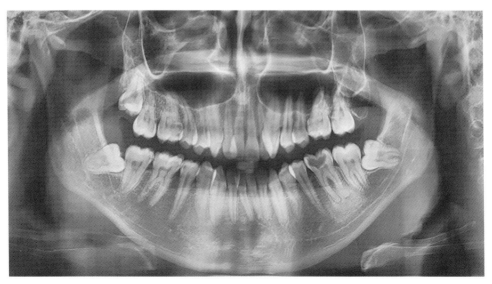

图 7-4　左侧下颌后牙致密性骨炎示例（全景片）

5. 牙骨质增生阅片（图 7-5）

（1）阅片类型：根尖片、全景片。

（2）阅片要点：观察患牙牙根形态、周围颌骨炎性改变及牙体疾病等。

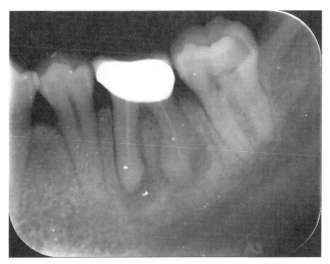

图 7-5　左侧下颌后牙牙骨质增生示例（根尖片）

6. 牙骨质 - 骨结构不良阅片（图 7-6）

（1）阅片类型：根尖片、全景片、CBCT。

（2）阅片要点：观察病变的数目、结构密度、与牙根的关系等。

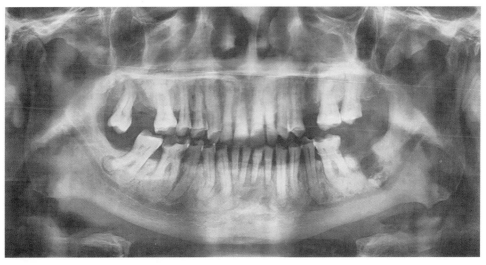

图 7-6　繁茂型牙骨质 - 骨结构不良示例（全景片）

第三步:病例分析及影像学诊断

1. 实验方法

(1)病史阅读及阅片。

(2)指出患牙并进行影像学描述。

(3)给出影像学诊断及鉴别诊断。

(4)其他病例相关问题。

2. 示例一

患者男,37岁,左侧上颌前牙2年前发现脓包,反复发作。专科检查见22牙冠变色,探(-),冷(-),叩(+-),松动Ⅰ度,唇侧牙槽黏膜处未见窦道。拍摄根尖片(图7-7)显示如下:

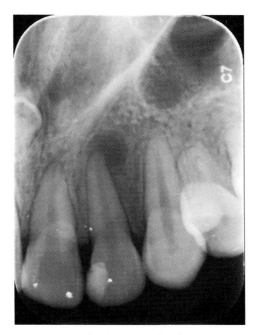

图 7-7 根尖周病示例(根尖片)

3. 示例二

男性,48岁,左侧上颌牙龋损治疗1年后拍片(图7-8)复查,无明显自觉症状。

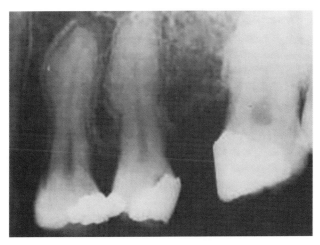

图 7-8　根尖周病示例（根尖片）

第四步：测验及思考题

1. 课堂测验（理论题、读片题、病例题）。

2. 课后思考题：早期根尖周牙骨质 - 骨结构不良如何与根尖周炎鉴别？

（王凯利　郑广宁）

实验八　牙发育异常的影像学诊断

【目的和要求】

通过本实验,掌握各类牙发育异常的影像学表现。

【实验内容】

1. 牙体形态异常的影像学表现。
2. 牙结构异常的影像学表现。
3. 牙数目异常的影像学表现。
4. 阻生牙的影像学表现。

【方法和步骤】

第一步:理论知识总结

(一) 牙体形态异常

1. **畸形中央尖**

【临床表现】 好发于下颌前磨牙或上颌前磨牙,常对称性发生,咬合磨耗可致穿髓,造成牙髓及根尖周感染,影响牙根发育。

【影像学表现】 前磨牙中央一个突起的尖,其髓室顶部有时可见突向中央尖的髓角。可伴有根尖周炎的影像学表现,若牙髓及根尖周病影响牙根发育,则患牙根尖呈喇叭口状。

2. **牙内陷**

【临床表现】 多见于上颌侧切牙,根据牙内陷的深浅程度及形态变异可分为畸形舌侧窝、畸形舌侧尖、牙中牙。

【影像学表现】 患牙形态改变,可见牙内陷通道到达不同的牙体平面,如冠方、牙根中上段、甚至到达根尖或根侧的牙周膜,根管形态受到内陷通道影响。可伴有牙周或根尖周炎的影像学表现。

3. 融合牙

【临床表现】 可发生在乳牙列或恒牙列,乳牙融合常见于下颌乳前牙,牙列中牙齿数目减少。

【影像学表现】 根据牙融合的程度可分为完全性融合和不完全性融合。完全性融合显示为巨大的畸形牙。不完全性融合表现为牙冠融合牙根分离或牙冠分离牙根融合。

4. **结合牙、融合牙、双生牙的鉴别**

(1)结合牙:两个牙沿根面经牙骨质结合,牙本质不融合。

(2)融合牙:两个分别发育的牙胚联合,两个牙的牙本质相连,牙列中牙齿数目常减少。

(3)双生牙:两个单个牙胚未完全分裂,有两个牙冠共用一个牙根。

5. 牙根异常

【影像学表现】 多见于恒磨牙,尤其是第三磨牙。可表现为牙根过短、过长、弯曲、额外牙根及牙根融合等。

(二)牙结构异常

1. 牙釉质发育不全

【临床表现】 可出现在个别牙、部分牙甚至全口牙齿。轻症表现为牙釉质形态基本完整,仅有色泽和透明度的改变。重症表现为牙面有实质性缺损,牙釉质表面出现带状或窝状的棕色凹痕。

【影像学表现】 患牙冠部密度减低,牙冠磨耗变短小,失去正常邻接点;严重者表现为牙釉质大部分缺损,密度不均匀,失去正常牙冠形态。但牙根、牙周膜间隙、骨硬板、髓室等多无原发性异常。

2. **遗传性牙本质发育不全**

【临床表现】 常染色体显性遗传,表现为乳牙和恒牙呈乳光色,牙易磨损。

【影像学表现】 牙冠短小,呈严重磨损表现,邻牙间隙大,髓室和根管部分或全部闭塞,牙根短而尖细。

(三)牙数目异常

1. 额外牙

【临床表现】 额外牙又称多生牙,常发生于上颌前牙区或上下颌前磨牙区。

【影像学表现】 前牙区多生牙形态多呈锥形,前磨牙区多生牙形态同前磨牙,可萌出或埋伏于颌骨内,常造成正常牙的迟萌甚至埋伏。

2. 先天缺牙

【临床表现】　先天缺牙多发于恒牙列,个别恒牙缺失最常见于第三磨牙、第二前磨牙、上颌侧切牙。

【影像学表现】　先天个别牙缺失表现为该牙位无恒牙胚存在,有时可见乳牙滞留。先天无牙畸形表现为乳、恒牙部分或全部缺失。

(四) 阻生牙

【临床表现】　下颌第三磨牙阻生最常见,常引起冠周炎。

【影像学表现】　阻生牙未萌出至正常位置,牙冠常朝向近中,可伴有龋坏、牙根弯曲、牙骨质增生及囊肿等。

第二步:典型图像阅片

(一) 牙体形态异常阅片

1. 畸形中央尖阅片(图 8-1)

(1) 阅片类型:根尖片、全景片。

(2) 阅片要点:观察患牙的牙冠形态、根尖发育状况、是否伴有根尖周病变。

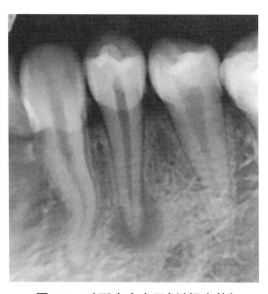

图 8-1　畸形中央尖示例(根尖片)

2. 牙内陷阅片(图 8-2)

(1) 阅片类型:根尖片、全景片、CBCT。

(2) 阅片要点:观察患牙牙冠的形态及牙体重叠的异常密度影。

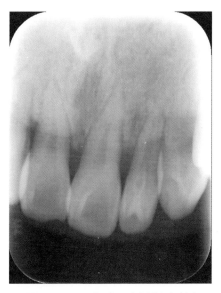

图 8-2　牙内陷示例(根尖片)

3. 融合牙阅片(图 8-3)

(1)阅片类型:根尖片、全景片、CBCT。

(2)阅片要点:观察患牙的形态、融合累及的牙体结构、牙齿数目有无异常。

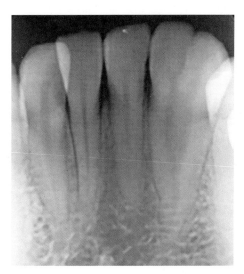

图 8-3　融合牙示例(根尖片)

4. 牙根异常阅片(图 8-4)

(1)阅片类型:根尖片、全景片。

(2)阅片要点:观察患牙牙根形态、数目。

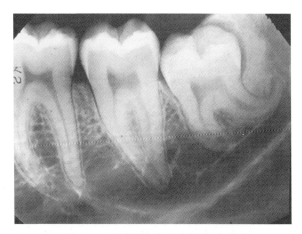

图 8-4　牙根异常示例（根尖片）

（二）牙结构异常阅片

1. 牙釉质发育不全阅片（图 8-5）

（1）阅片类型：根尖片、全景片。

（2）阅片要点：观察患牙牙冠的形态、密度、是否伴有髓腔及根尖周组织的改变。

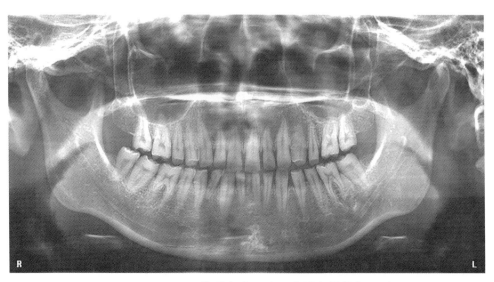

图 8-5　牙釉质发育不全示例（全景片）

2. 遗传性牙本质发育不全阅片（图 8-6）

（1）阅片类型：根尖片、全景片。

（2）阅片要点：观察患牙冠根的形态、髓腔状况。

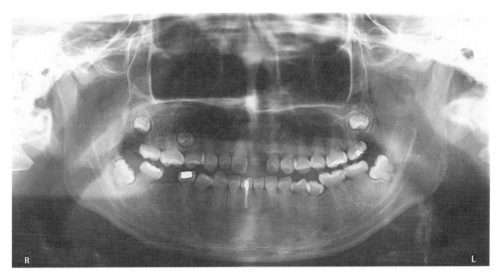

图 8-6　遗传性牙本质发育不全示例（全景片）

（三）牙数目异常阅片

1. 额外牙阅片（图 8-7）

（1）阅片类型：全景片。

（2）阅片要点：观察患牙的位置、形态、是否累及正常牙。

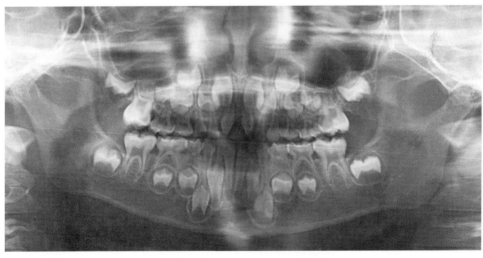

图 8-7　额外牙示例（全景片）

2. 先天缺牙阅片（图 8-8）

（1）阅片类型：全景片。

（2）阅片要点：观察缺牙的位置、数目、乳牙情况及颌骨发育情况等。

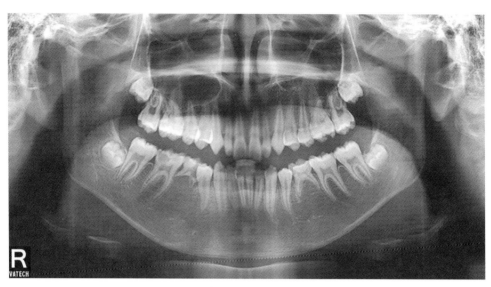

图 8-8　先天缺牙示例（全景片）

（四）阻生牙阅片（图 8-9）

（1）阅片类型：根尖片、全景片、CBCT。

（2）阅片要点：观察患牙的位置、形态、牙周膜间隙、继发病变、与邻近结构（如下牙槽神经管等）的关系。

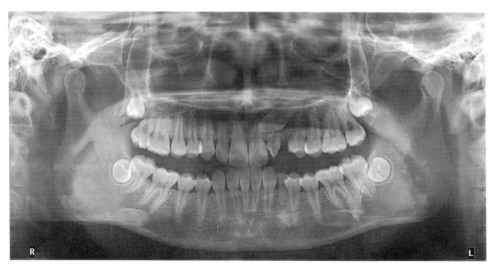

图 8-9　阻生牙示例（全景片）

第三步:病例分析及影像学诊断

1. 实验方法

（1）病史阅读及阅片。

（2）指出患牙并进行影像学描述。

（3）给出影像学诊断及鉴别诊断。

（4）其他病例相关问题。

2. 示例

女性,26 岁,发现右侧下颌牙时有疼痛不适 1 月余。拍摄根尖片（图 8-10）显示如下:

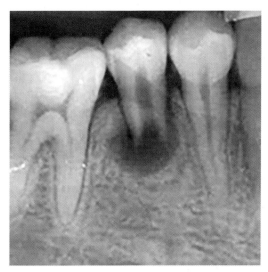

图 8-10　牙发育异常示例（根尖片）

第四步:测验及思考题

1. 课堂测验（理论题、读片题、病例题）。

2. 课后思考题:哪些综合征可表现为牙数目异常,请列举一到两类?

（王凯利　郑广宁）

实验九 牙周炎的影像学诊断

【目的和要求】

通过本实验,掌握牙周炎的 X 线表现及牙槽骨吸收类型,了解牙周炎的临床表现。

【实验内容】

1. 牙周炎的 X 线表现。
2. 牙槽骨吸收类型。

【方法和步骤】

第一步:理论知识总结

1. **阅片要点**　牙周炎的 X 线表现主要集中在牙槽骨,因此阅片时,阅片重点应在根周牙槽骨的变化:牙槽嵴顶骨皮质及根周骨硬板的密度、厚度、连续性的变化,牙槽嵴高度的变化、牙周膜间隙的变化、牙槽间隔形态的改变等方面。需要注意的是牙槽间隔的形态在正常情况下就存在前牙及后牙的不同。掌握正常牙槽骨的形态和密度是诊断牙周炎的前提。

2. **影像学检查方法及选择**　牙周炎的诊断多选择 X 线平片,如咬翼片、根尖片和全景片。咬翼片适用于早期牙槽骨改变的观察,一张咬翼片能显示上下颌相邻 3~4 颗牙牙槽骨情况,是牙周炎早期诊断的首选 X 线检查方法;根尖片适用于判断相邻数颗牙牙槽骨吸收情况,全口根尖片平行投照可用于牙周炎初诊及治疗随访记录;全景片能显示全口牙及牙槽骨情况,特别适用于累及多数牙的牙周炎诊断。需要注意的是,平片主要显示近远中牙槽骨的改变,对颊舌侧牙槽骨的改变则很难诊断。少数复杂牙周炎需要进行 CBCT 检查提供进一步诊断信息。

3. **牙槽骨水平型吸收**　牙槽骨从嵴顶至根尖方向呈水平状吸收,累及相邻多颗牙,甚至累及半口或全口牙,吸收程度均匀。影像学表现:牙槽嵴顶骨皮质变薄、模糊、消失;牙槽骨高度降低;牙槽间隔形态改变,前牙区由尖变平,后牙区由梯形变凹陷。

4. 牙槽骨垂直型吸收　牙槽骨沿着牙根表面向根尖方向吸收。影像学表现:根周骨硬板模糊、消失,牙周膜间隙增宽;吸收仅发生在近远中的一侧时,牙槽骨吸收形态呈角形、J形;当吸收同时发生在近远中侧时,牙槽骨吸收形态呈弧形。偶有受累牙根表面牙骨质吸收或增生现象。注意:当牙槽骨垂直吸收发生在颊舌侧时,X线平片无法诊断,可以选择 CBCT 检查。

5. 牙槽骨混合型吸收　在水平型吸收基础上,个别牙或多数牙存在垂直型吸收。影像学表现:全口多数牙牙槽骨高度呈水平状降低,个别或少数牙牙槽骨呈角形或弧形吸收。

第二步:典型图像阅片

1. 牙槽骨水平型吸收阅片(图 9-1)

(1)阅片类型:全景片、根尖片、咬翼片。

(2)阅片要点:病变部位、累及范围或牙数,前牙区和后牙区牙槽间隔的形态改变,牙槽骨骨皮质变化,牙槽骨吸收的程度。

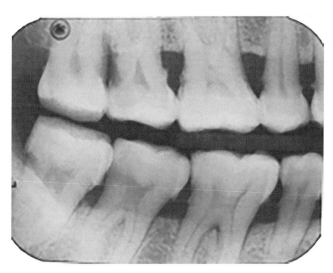

图 9-1　右侧上、下颌后牙区牙槽骨水平型吸收(咬翼片)

2. 牙槽骨垂直型吸收阅片(图 9-2)

(1)阅片类型:全景片、根尖片、咬翼片。

(2)阅片要点:病变部位,牙槽骨骨皮质、牙周膜间隙、骨硬板的变化,牙槽骨吸收的形态及吸收程度。

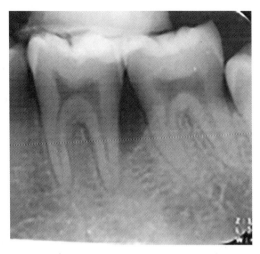

图 9-2　36 远中牙槽骨垂直型吸收（根尖片）

3. 牙槽骨混合型吸收阅片（图 9-3）

（1）阅片类型：全景片、全口根尖片。

（2）阅片要点：病变累及的范围，前牙区和后牙区牙槽间隔的形态改变，牙槽骨骨皮质变化，牙槽骨吸收的程度，垂直吸收发生的牙位，牙槽骨吸收形态及程度。

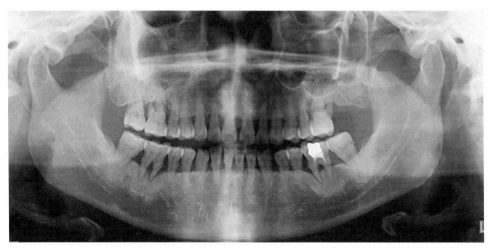

图 9-3　全口牙槽骨混合型吸收（全景片）

第三步：病例分析及影像学诊断

1. 实验方法

（1）病史阅读及阅片。

（2）指出患牙并进行影像学描述。

（3）给出影像学诊断及鉴别诊断。

（4）其他病例相关问题。

2. 示例

患者女,35 岁,左侧上颌后牙反复出血 10 年,肿痛且无法咀嚼 1 个月。专科查体,26 牙龈退缩,牙根上 1/3 暴露,颊腭侧牙龈边缘肿胀,挤压牙龈可见少量脓液溢出,可探及深牙周袋,垂直叩痛(+++),牙齿Ⅰ度松动,余牙牙龈未见异常。拍摄 26 根尖片(图 9-4)显示如下:

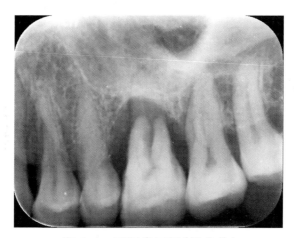

图 9-4　牙周炎示例(根尖片)

第四步:测验及思考题

1. 课堂测验(读片题、病例题等)

患者,男性,28 岁,半年前因右侧下颌后牙补牙后,牙龈反复肿痛出血就诊。拍摄根尖片(图 9-5)如下,可能的诊断是:

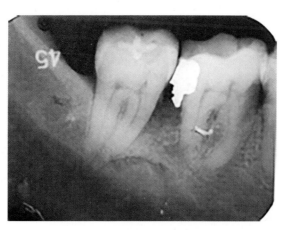

图 9-5　牙周炎示例(根尖片)

2. 课后思考题

（1）三种不同类型牙槽骨吸收是否存在年龄差异，为什么？

（2）混合型牙槽骨吸收中垂直型吸收容易发生于哪些牙位，为什么？

（刘媛媛　吴红兵）

实验十　牙外伤的影像学诊断

【目的和要求】

通过本实验,掌握牙外伤的分类,牙冠折、根折及牙脱出的影像学表现,了解牙冠根折、牙嵌入性脱位的影像学表现。

【实验内容】

1. 牙外伤的分类。
2. 牙折的分类及各自的影像学表现。
3. 牙脱位的分类及各自的像学表现。

【方法和步骤】

第一步:理论知识总结

1. **阅片要点**　牙外伤指外力作用引起的牙体及牙周组织损伤,因此牙外伤的 X 线表现可以发生在牙体,也可发生在牙周,或者同时出现在这两种组织上。因此阅片时,阅片重点应在患牙及牙周组织的影像学改变:牙体硬组织的完整性,牙周膜间隙及骨硬板的变化,牙槽骨骨小梁及骨皮质的连续性,牙齿位置是否存在变化等方面。需要注意的是观察牙齿位置时应与邻牙进行对比,但在替牙列时,若邻牙处于萌出过程中,则不能直接以邻牙参照,可隔一颗牙参照或者通过牙周组织改变来进行判断。

2. **影像学检查方法及选择**　牙外伤好发于前牙,因此最常选择前牙区根尖片,只有在外伤严重,需要判断颌骨是否骨折时才选择全景片。前牙根尖片拍片时间短,射线量低,同时解剖结构重叠少,影像清晰,非常适用于前牙外伤的诊断。但是根尖片毕竟是二维平片,对于隐匿性根折、牙槽突骨折、轻度牙脱位等容易出现误诊,需要进行小视野 CBCT 提供进一步的诊断信息。

3. **牙外伤的分类**　发生在牙体硬组织的牙外伤为牙折,表现为牙齿完整性受到破坏;发生在牙周组织的牙外伤为牙震荡和牙脱位,前者影像上无表现,后者表现为牙周组织改变和牙齿位置变化。

4. **牙折**　根据折断发生的部位分为冠折、根折、冠根折。

(1)冠折:牙折线仅仅累及牙冠,影像学表现:多为牙冠缺损,边缘锐利、光滑;当缺损较大时,牙髓暴露,尖锐的低密度髓角变钝。少数冠折线表现为纵行或"Y"字形,牙冠分为近远中两片,折线明显。发生陈旧性冠折时,牙冠断端变圆钝。

(2)根折:牙折线发生在牙根部,影像学表现为:折线呈斜形或横形,牙根断端多呈切缘 - 根部方向分离,折线为低密度影;当牙根断端发生唇舌(腭)侧分离错位则表现为根部异常致密影,根管影像不清。发生陈旧性根折时,牙折断端牙周膜间隙增宽、骨硬板消失,呈局部炎症改变;同时根尖还可发生根尖周炎改变。

(3)冠根折:牙折线累及牙冠及根部,影像学表现为:当折线为横形或斜形时,同时出现冠折和根折的影像学表现;当折线为纵形时,折线从冠部延伸至牙根。

5. **牙脱位**　牙脱出牙槽窝或向内嵌入,分为牙脱出和牙嵌入。

(1)牙脱出:牙向𬌗方、唇侧或舌(腭)侧脱出,影像学表现为:牙周膜间隙不均匀增宽,根尖区间隙增宽最为明显;发生𬌗方或唇侧脱位时患牙切缘高于邻牙,而发生舌(腭)侧脱位时,患牙切缘可低于邻牙;严重牙脱出时,牙齿完全脱落,牙槽窝空虚,骨硬板清晰。CBCT 显示患牙位置明显改变,发生唇侧或舌(腭)侧脱出,骨硬板不连续,牙槽突骨折。

(2)牙嵌入:牙向牙槽骨内嵌入,影像学表现为:牙周膜间隙变窄甚至消失,骨硬板模糊、变薄或消失;患牙切缘低于邻牙。牙嵌入常伴发牙槽突骨折,因此此类牙脱位建议拍摄前牙区 CBCT,以免漏诊。除了上述影像学表现外,CBCT 还可以显示根尖区骨小梁扭曲、断裂,鼻底骨皮质不连续等牙槽突骨折表现。

第二步:典型图像阅片

1. **牙折阅片**(图 10-1,图 10-2)

(1)阅片类型:根尖片、CBCT。

(2)阅片要点:牙折发生的部位、累及的牙数,冠折是否累及牙髓,髓角的形态,根折线的位置,根折周围或根尖区是否存在炎症,牙周膜或牙槽骨是否发生改变。

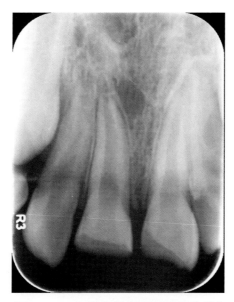

图 10-1　上颌中切牙冠折（根尖片）

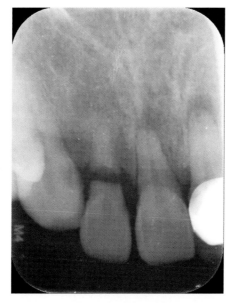

图 10-2　右侧上颌侧切牙根折（根尖片）

2. 牙脱位阅片（图 10-3,图 10-4）

（1）阅片类型:根尖片、CBCT。

（2）阅片要点:牙脱位发生的部位、累及的牙数,牙齿与邻牙的位置关系如何,是否同时存在牙折,牙根表面是否有吸收,牙周膜或牙槽骨是否发生改变。

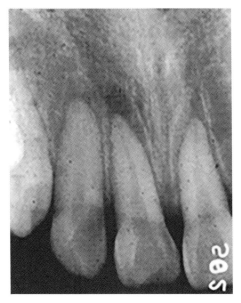

图 10-3　上颌 12-21 牙脱出（根尖片）

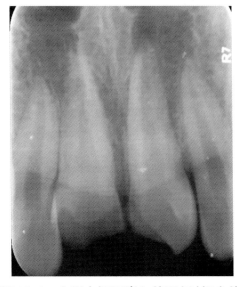

图 10-4　上颌中切牙嵌入伴冠折（根尖片）

第三步:病例分析及影像学诊断

1. 实验方法

（1）病史阅读及阅片。

（2）指出患牙并进行影像学描述。

（3）给出影像学诊断及鉴别诊断。

（4）其他病例相关问题。

2. 示例

患者,女,4岁,玩耍时不小心摔伤面部半小时入院就诊,临床检查发现上唇肿胀,表面可见少量血痂,口内见51及61牙及周围牙龈区覆盖血液,51牙冠部不规则缺损,61牙冠远中缺损,触痛(+++),拍摄根尖片(图10-5)如下。

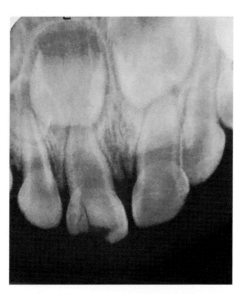

图10-5　牙外伤示例(根尖片)

第四步:测验及思考题

1. 课堂测验(读片题、病例题等)

示例:患者,女性,17岁,两周前运动时摔伤上颌前牙,未就医做处理,现因患牙疼痛加重前来就诊。拍摄根尖片如图10-6,可能的诊断是什么?

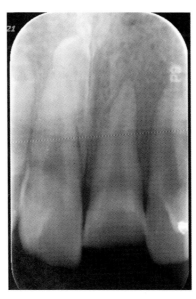

图 10-6　牙外伤示例（根尖片）

2. 思考题

牙嵌入时首选何种影像学检查方法,为什么?

（刘媛媛　吴红兵）

实验十一　唾液腺疾病的影像学诊断

【目的和要求】

通过本实验,掌握唾液腺结石的影像学表现,熟悉阻塞性唾液腺炎的唾液腺造影表现、舍格伦综合征的唾液腺造影表现,了解复发性腮腺炎、唾液腺良恶性占位病变的唾液腺造影表现。

【实验内容】

1. 唾液腺结石的影像学表现。
2. 唾液腺炎的唾液腺造影表现。
3. 舍格伦综合征的唾液腺造影表现。
4. 唾液腺良恶性占位病变的影像学表现。

【方法和步骤】

第一步:理论知识总结

1. **阅片要点**　唾液腺造影片阅片时应先确定部位,观察腺体大小和形态,导管的粗细变化和走行,腺泡的大小和均匀程度。正常的唾液腺造影中,导管类似树枝,由粗变细,逐渐分叉;腺泡类似树叶,呈云雾状,均匀分布。

2. **影像学检查方法及选择**　不同唾液腺疾病选择不同的检查方式,唾液腺结石一般选择咬合片、CBCT 或超声检查;唾液腺炎症或舍格伦综合征则选择唾液腺造影或超声检查;唾液腺肿瘤类疾病选择 CT 平扫 / 增强、唾液腺造影、超声检查、MRI 等。

3. **唾液腺结石**　唾液腺导管或腺体内形成唾液腺结石而引起的一系列病症。

【临床表现】　以下颌下腺多见;进食时唾液腺肿胀、疼痛,进食后症状可消失;导管口黏膜红肿,挤压腺体有脓性分泌物溢出。

【影像学表现】　阳性唾液腺结石用 X 线平片或 CBCT 检查,阴性唾液腺结石需进行唾液腺造影。阳性唾液腺结石影像学表现为单个或多个圆形、卵圆形、柱状高密度影,沿导管走行方向或位于腺体内;阴性唾液腺结石影像学表现为圆形或卵圆形充盈缺损,远心端导管扩张。超声表现:阳性结石和阴性结石均适用超声检查,表现为弧形或卵圆形强回声,后方常伴有片状声影;导管扩张时呈无回声管样结构;伴有炎性改变时腺体回声不均匀、减低。

4. 唾液腺炎

(1)唾液腺炎主要包括慢性复发性腮腺炎和慢性阻塞性唾液腺炎。

(2)慢性复发性腮腺炎:多见于儿童,腮腺复发肿胀,随年龄增长,发作间隔期变长,直至不再发作。唾液腺造影表现为以末梢导管扩张呈点状、球状改变为主,主导管及分支少有改变,排空功能迟缓。超声表现:腺体可增大,实质内见大小不等的低回声,呈圆形、类圆形或片状,边界欠清,边缘不整齐。CDFI 血流信号可较对侧稍增多。

(3)慢性阻塞性唾液腺炎:进食时腺体肿胀,有脓性分泌物或咸味唾液。唾液腺造影表现为主导管扩张呈"腊肠状"改变,末梢导管点状扩张。超声表现:急性期腺体增大、回声不均匀、减低;慢性炎症晚期腺体缩小呈结节状,边界不清,回声粗糙,有时可探及扩张的导管。

5. 舍格伦综合征　舍格伦综合征是以外分泌腺损害为主的自身免疫病。

【临床表现】　好发于中老年女性,表现为口干、眼干、结缔组织病等。

【影像学表现】

(1)唾液腺造影表现:排空延迟,末梢导管呈点状、球状、腔状扩张,主导管边缘不整齐,呈羽毛状、花边状、葱皮状改变。

(2)超声表现:可分为 4 型:Ⅰ.弥漫型:腺体增大、不均匀,实质内可见多个低回声呈"蜂窝状";Ⅱ.结节型:实质内见多个圆形或不规则形低回声或无回声区,直径 6~20mm,可分散也可融合,边界较清;Ⅲ.类肿瘤型:实质内见较大的单发低回声区(直径 >20mm),内可见高回声分隔;Ⅳ.萎缩型:为晚期表现,腺体缩小、回声增强,可见散在强回声。

6. 唾液腺良性占位病变

【临床表现】　多为生长缓慢的无痛性肿块。

【影像学表现】

(1)CT 平扫表现:腺体内圆形或类圆形占位,边界清晰,边缘光滑,密度均匀。

（2）唾液腺造影表现：腺泡充盈缺损，主导管受压移位，分支导管呈抱球状或密集线束状。

（3）超声表现：多呈圆形或类圆形低回声，多可见包膜，边界清楚，边缘光滑，内部回声多较均匀。

7. 唾液腺恶性占位病变

【临床表现】 进展迅速，肿瘤生长较快，伴有疼痛、麻木等症状。

【影像学表现】

（1）CT 显示：占位形态不规则，边界不清，内部密度不均匀。

（2）唾液腺造影表现：腺泡不均匀充盈缺损，边缘不整齐，导管排列扭曲、紊乱，可出现中断或时断时续，造影剂外溢形成碘油池。

（3）超声表现：边界多不清晰，边缘模糊，形态不规则，可有多个分叶，部分可见蟹足样浸润，内部回声不均匀。

第二步：典型图像阅片

1. 唾液腺结石阅片（图 11-1~图 11-3）

（1）阅片类型：咬合片、CBCT、唾液腺造影、超声。

（2）阅片要点：唾液腺结石发生的部位、形态、数目、对周围结构的影响。

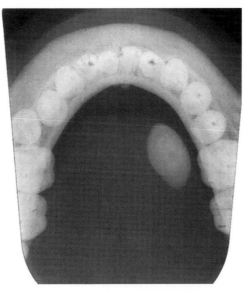

图 11-1 下颌下腺导管阳性结石示例（下颌横断殆片）

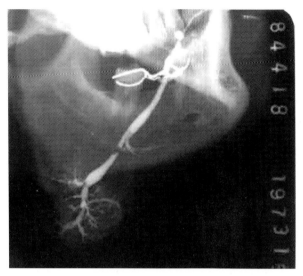

图 11-2　下颌下腺阴性结石示例（唾液腺造影）

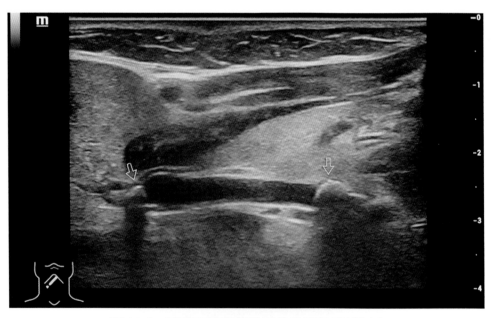

图 11-3　下颌下腺导管结石伴扩张示例（超声）

2. 唾液腺炎（图 11-4~ 图 11-6 ）

（1）阅片类型：唾液腺造影、超声。

（2）阅片要点：观察腺泡和导管系统的变化。

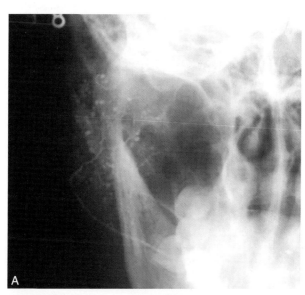

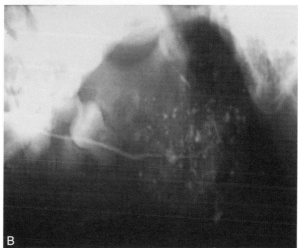

图 11-4　儿童慢性复发性腮腺炎示例
A. 腮腺造影正位片　B. 腮腺造影斜侧位片

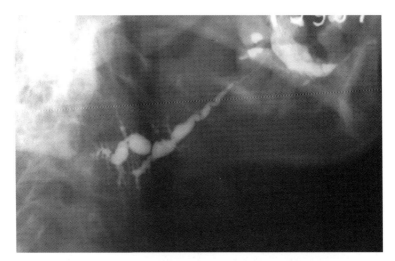

图 11-5　慢性阻塞性腮腺炎示例（腮腺造影侧位片）

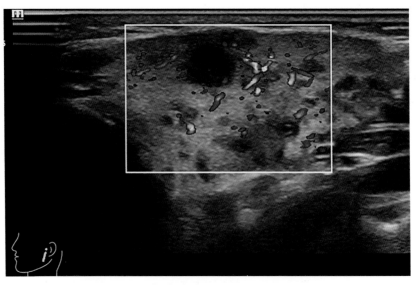

图 11-6　慢性阻塞性腮腺炎示例（超声）

3. 舍格伦综合征（图 11-7,图 11-8 ）

（1）阅片类型：唾液腺造影、超声。

（2）阅片要点：观察随着病程进展,腺泡和导管系统的变化。

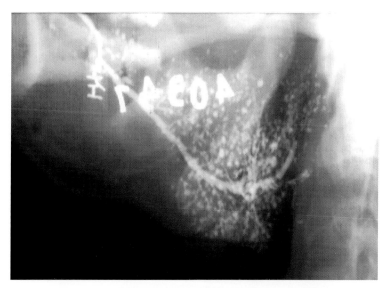

图 11-7　舍格伦综合征示例（左侧腮腺斜侧位）

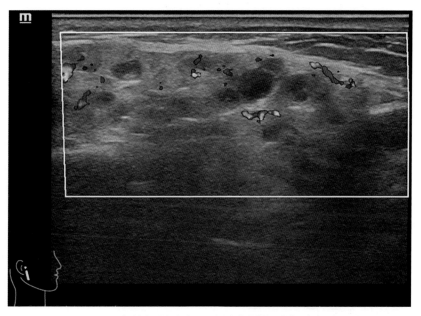

图 11-8　舍格伦综合征示例（右侧腮腺超声纵断面）

4. 唾液腺良恶性占位病变（图 11-9~ 图 11-12 ）

（1）阅片类型：唾液腺造影、CT、超声。

（2）阅片要点：观察腺泡和导管系统的变化。

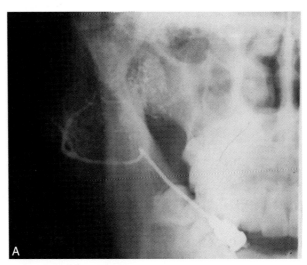

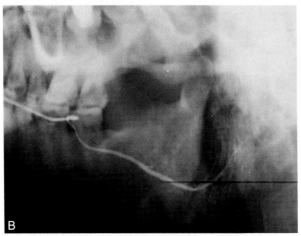

图 11-9　唾液腺良性占位示例

A. 右侧腮腺造影正位片　B. 右侧腮腺造影斜侧位片

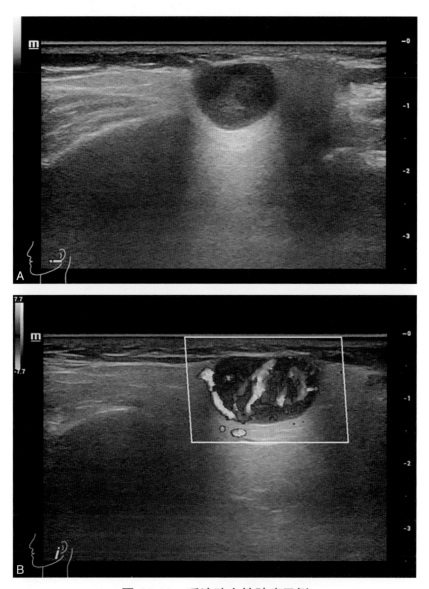

图 11-10　唾液腺良性肿瘤示例
A. 左侧腮腺超声横断面二维　B. 左侧腮腺超声纵断面 CDFI

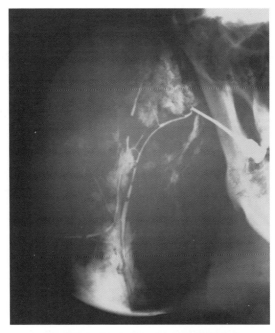

图 11-11　唾液腺恶性肿瘤示例（右侧腮腺造影正位片）

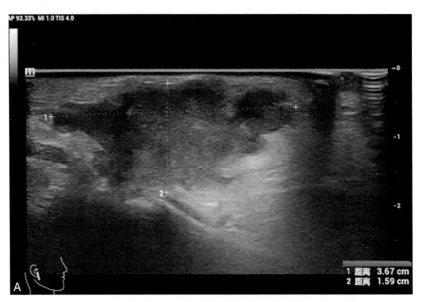

图 11-12　唾液腺恶性肿瘤示例

A. 右侧腮腺超声纵断面二维

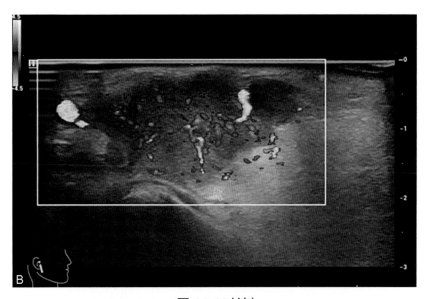

图 11-12(续)

B. 右侧腮腺超声纵断面 CDFI

第三步:病例分析及影像学诊断

1. 实验方法

(1)病史阅读及阅片。

(2)指出患牙并进行影像学描述。

(3)给出影像学诊断及鉴别诊断。

(4)其他病例相关问题。

2. 示例

患者男,48 岁,反复右面部进食时肿胀 3 年,进食酸、辣食物时肿胀明显,偶有右面部肿痛,晨起时口内发咸。拍摄右侧腮腺造影斜侧位片如图 11-13:

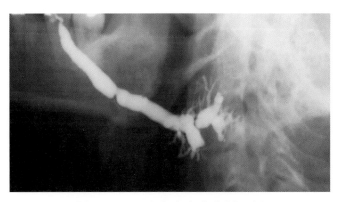

图 11-13 唾液腺疾病病例示例

第四步:测验及思考题

1. **课堂测验(读片题及病例分析)**

示例:患者男,35 岁,反复进食后口底肿胀 3 个月,无疼痛。拍摄口底前部横断殆片如图 11-14,请给出最可能的诊断是:

A. 舌下腺阳性结石

B. 下颌下腺阳性结石

C. 口底血管瘤,静脉石

D. 口底异物

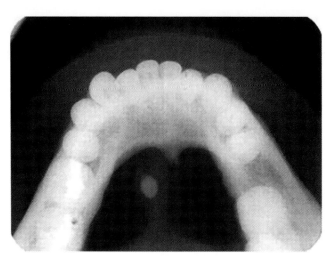

图 11-14　唾液腺疾病病例示例

2. **课后思考题**

请从临床表现及唾液腺造影表现两个方面鉴别复发性腮腺炎和舍格伦综合征。

(刘媛媛　周进波)

实验十二　颞下颌关节疾病的影像学诊断

【目的和要求】

通过本实验,掌握颞下颌关节紊乱病的分类及影像学表现,掌握颞下颌关节强直的分类及影像学表现,了解颞下颌关节肿瘤、颞下颌关节脱位的影像学表现。

【实验内容】

1. 颞下颌关节紊乱病的分类及影像学表现。
2. 颞下颌关节强直的分类及影像学表现。
3. 颞下颌关节肿瘤的影像学表现。
4. 颞下颌关节脱位的影像学表现。

【方法和步骤】

第一步:理论知识总结

1. **阅片要点**　颞下颌关节包括髁突、关节窝及之间的关节盘,因此阅片时,阅片重点应在骨性结构的改变及骨性结构之间关节盘的变化。骨性结构的改变包括骨骼(髁突及关节窝)形态,骨皮质厚度、密度及光滑度,骨小梁的密度及走向等。关节盘不能在 X 线平片或 CBCT 中显示,只能通过髁突与关节窝之间的关节间隙来间接反映关节盘。正常关节间隙并非完全均匀,而是表现为上间隙最宽,后间隙次之,前间隙最窄,且间隙范围在 2~3mm 之间。

2. **影像学检查方法及选择**　常用的关节检查方法有全景片、颞下颌关节许氏位片、CBCT、CT、MRI 及颞下颌关节造影等。X 射线能够诊断关节骨质改变和间隙改变,关节 X 射线平片包含闭口位和开口位两种体位,闭口位片可以观察关节骨质和间隙改变,张口位片观察髁突动度范围。平片仅能反映关节中、外部骨质情况;CT 或 CBCT 能清晰显示整个关节骨质情况,对关节骨质改变的诊断敏感性和特异性均较高;关节造影检查对关节盘穿孔的诊断具有优势;MRI 在关节盘移位的诊断中具有更高的敏感性。

3. **颞下颌关节紊乱病**　常见的临床分类为功能性紊乱、结构性紊乱和器质性破坏。影像学表现在关节间隙改变、髁突运动度的改变、关节形态改变及骨质改变等几个方面。关节间隙改变:间隙宽度的改变,可以是 3 个间隙均增宽或变窄;也可以是有的间隙增宽,有的间隙变窄,最常见间隙改变为前间隙增宽,后和 / 或上间隙变窄。髁突运动度改变:分为运动受限和运动过度两种,运动减弱或受限是开口时髁突位于关节结节后,髁突中心点距离结节中心点大于 5mm(关节许氏位片中测量);运动过度是指开口时髁突位于关节结节前方,髁突中心点距离结节中心点大于 10mm(关节许氏位片中测量)。关节形态改变:包括关节窝和髁突的影像变化,关节窝变浅平,髁突正常形态改变,如顶部变尖或变平,有时顶部凹陷形成"双头畸形"。关节骨质改变:髁突和 / 或关节窝出现骨皮质粗糙、骨质增生或骨质吸收等现象。

（1）功能性紊乱:有临床症状,但无明显影像学改变。

（2）结构性紊乱:关节间隙改变,髁突运动度改变(多表现为运动减弱或受限),无关节骨质改变。

（3）器质性破坏:关节骨质改变,关节形态改变,可同时存在结构性紊乱的影像学表现。

4. **颞下颌关节强直**　多因外伤、局部炎症等导致颞下颌关节正常结构被破坏,从而引起渐进性张口困难及面部畸形。

【影像学表现】　关节区表现为正常关节结构消失,关节面(髁突及关节窝功能面)凹凸不平,关节间隙变窄或消失,关节间隙密度增高、甚至出现骨性包块或骨桥;颌骨继发改变为下颌支短小,下颌角突出、角前切迹加深,咬合关系紊乱,单侧强直可出现下颌向患侧偏斜,双侧强直可出现下颌发育不足、鸟嘴畸形颌骨改变。

5. **颞下颌关节脱位**　髁突脱出于关节窝外且不能自行正常复位到关节窝内。

【影像学表现】　闭口位时,髁突未回复到关节窝内,仍位于关节结节前方;急性脱位多表现为开闭口位影像相似,髁突无动度;慢性脱位多表现为闭口位时,髁突再次向前上移动,髁突位于关节结节前上方。

6. **颞下颌关节肿瘤**　颞下颌关节区发生的肿瘤较为少见,其中良性肿瘤以骨软骨瘤、骨瘤、滑膜软骨瘤常见,而恶性肿瘤多为肉瘤。

（1）良性肿瘤:骨性新生物与髁突相连,类圆形、团块状,边缘清晰。当肿瘤位于关节窝内,下颌骨向健侧偏斜。肿瘤周围骨质(关节窝或颅底结构)受压变凹、变薄。肿瘤与周围软组织有边界。

（2）恶性肿瘤:关节骨性结构吸收破坏,密度减低,边缘不清。肿瘤破坏周边结构,侵入颞下凹颅内、下颌支角部。病变与周围硬软组织边界不清。

第二步:典型图像阅片

1. **颞下颌关节紊乱病阅片**（图 12-1）

（1）阅片类型:关节许氏位片、全景片、CBCT、CT、MRI、关节腔造影。

（2）阅片要点:分清关节的左右侧,分清开闭口位,关节间隙变化、髁突运动范围、关节骨质改变及关节形态改变。

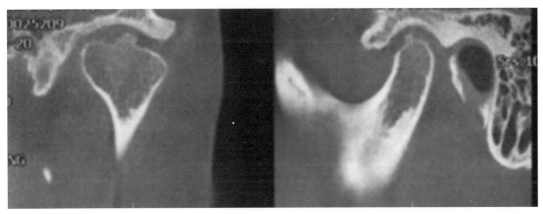

图 12-1　左侧颞下颌关节紊乱病示例（CBCT 冠状位、矢状位）

2. **颞下颌关节强直阅片**（图 12-2）

（1）阅片类型:全景片、CBCT、CT。

（2）阅片要点:分清关节的左右侧,关节间隙变化、关节间隙密度、关节骨质改变、关节形态改变及颌骨继发改变(主要包括下颌支高度、下颌角凸度、角前切迹、下颌骨对称性、下颌发育程度)。

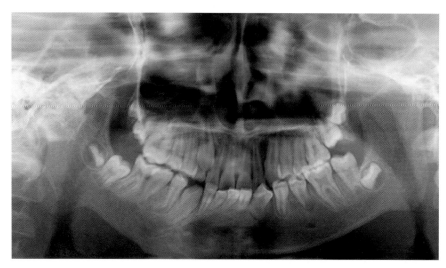

图 12-2　右侧颞下颌关节强直示例（全景片）

3. 颞下颌关节脱位阅片（图 12-3）

（1）阅片类型：关节许氏位、CBCT、CT。

（2）阅片要点：分清关节的左右侧，分清开闭口位，观察髁突的位置及变化。

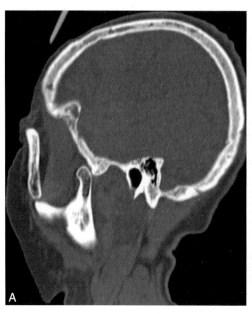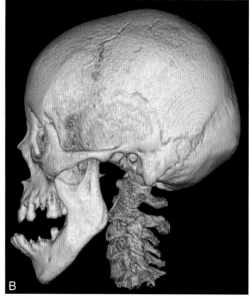

图 12-3　双侧颞下颌关节脱位

A. CT 矢状位　B、C. CT 重建

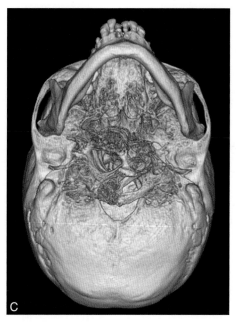

图 12-3（续）

4. 颞下颌关节肿瘤阅片（图 12-4，图 12-5）

（1）阅片类型：全景片、CBCT、CT、MRI。

（2）阅片要点：病变部位，病变大小、累及范围，病变密度及内部结构，病变生长方式及对周围组织的影响。

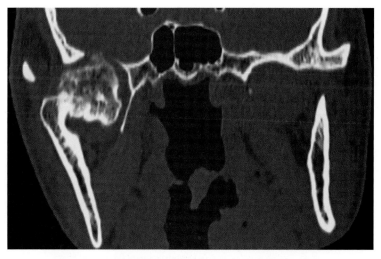

图 12-4　右侧髁突骨软骨瘤（CT 冠状位，骨窗）

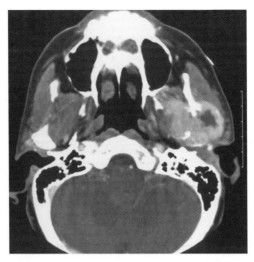

图 12-5　左侧髁突恶性肿瘤（CT 轴位，软组织窗）

第三步:病例分析及影像学诊断

1. 实验方法　病史阅读,临床检查,给出印象诊断,选择合适的影像学检查方法;影像阅读并进行影像学描述;结合病史、临床检查及影像学表现得出最终诊断及鉴别诊断。

2. 示例

患者,男,17 岁,外伤后逐渐张口受限 10 年。临床检查发现,患者面部不对称,下颌骨向右侧偏斜,张口度约 2mm,张口偏斜。右侧颞下颌关节区可扪及包块,质地坚硬,无痛。余未见异常。拍摄 CT 如图 12-6。

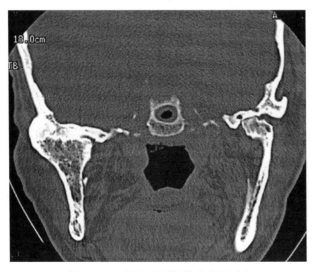

图 12-6　颞下颌关节病例示例

第四步:测验及思考题

1. 课堂测验(读片题、病例题等)

示例:患者,女性,42 岁,右侧关节疼痛 5 年,张口受限 1 年。拍摄右侧关节许氏位片如图 12-7,请描述影像学表现,给出可能的诊断及分型。

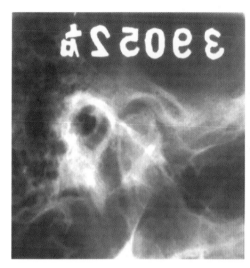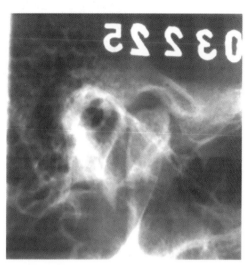

图 12-7 颞下颌关节疾病测验示例

2. 课后思考题

(1)儿童时期和成年时期发生颞下颌关节强直均会发生颌骨继发改变吗?为什么?

(2)在颞下颌关节紊乱病中,髁突运动异常有哪些类型,导致不同运动异常类型的原因是什么?

(刘媛媛 吴红兵)

实验十三　颌面部外伤的影像学诊断

【目的和要求】

通过本次实验课的学习,要求掌握颌面部骨折的 X 线片观察要点,以及颌面骨骨折类型、好发部位、影像学特点;熟悉骨折的基本 X 线表现;了解骨折愈合的影像学特点变化。

【实验内容】

1. 骨折的基本 X 线表现及观察要点。
2. 颌面部骨折的影像学检查方法选择。
3. 下颌骨骨折好发部位及 X 线特点。
4. 上颌骨骨折分型及 X 线特点。
5. 颧骨颧弓及鼻骨骨折的 X 线表现。
6. 骨折愈合的影像学特点变化。

【方法和步骤】

第一步:理论知识总结

1. 骨折的基本 X 线表现

（1）骨折线。

（2）异常致密线（断端重叠影）。

（3）骨小梁扭曲紊乱。

（4）游离碎骨片。

（5）压缩变形。

（6）骨缝分离。

2. 骨折的 X 线片观察要点

（1）部位、数目（避免漏诊）。

（2）类型（按程度、折线走行、程度等分类）。

（3）骨折块或断端移位（注意对功能的影响）。

（4）与牙的关系。

（5）与营养管及正常骨缝鉴别。

3. 影像学检查方法及选择

（1）目前颌面部骨折常选择 CT 检查，其优点是可全面的显示颅颌面多骨的骨折情况以及颅内、颌面软组织的可疑损伤。

（2）CBCT 也可以显示骨折部位与特征，但要注意 CBCT 扫描范围的选择，避免漏诊，另外还应注意 CBCT 对软组织损伤的显示不佳。

（3）平片检查方法的选择取决于外伤发生的部位：下颌骨骨折可用全景片、后前位片；上颌骨、颧骨骨折首选华氏位片；颧弓骨折可选颧弓位片；鼻骨骨折常规采用鼻骨侧位片。

4. 下颌骨骨折

（1）注意观察分析咀嚼肌群及口底肌群牵拉骨折断端或骨折片引起的移位，以及骨折移位可能导致的功能异常。

（2）注意间接骨折的发生，避免漏诊。

（3）注意骨折是否累及下牙槽神经管，可能导致神经损伤。

（4）颏部骨折（注意可能发生的游离碎块口底移位，牙弓变窄）。

（5）颏孔区骨折（注意升颌、降颌肌群的影响）。

（6）下颌角区骨折（注意第三磨牙的楔形作用）。

（7）髁突骨折（注意分类及其对预后的影响）。

5. 上颌骨骨折

（1）解剖结构复杂，常累及多骨甚至颅脑，首选 CT 检查。

（2）骨折移位多受外力方向及骨重力影响。

（3）上颌骨骨折 Le Fort 分型（注意易发生骨折的薄弱部位组成）。

（4）注意骨折对鼻窦以及眼眶的影响。

6. 颧骨颧弓骨折

（1）无移位颧骨骨折。

（2）颧弓骨折（单线、双线、M 形）。

（3）复杂型骨折（颧眶上颌骨骨折较常见）。

第二步：典型图像阅片

1. 正常全景片阅片（图 13-1）

（1）从图中寻找以下结构：硬腭、鼻中隔、下鼻甲、鼻腔、上颌窦底、上颌结节、颧突、颧弓、翼上颌裂、眶下管、眼眶、下颌神经管、喙突、乙状切迹、髁突、外耳道、茎突、颏孔、舌骨、软腭、咽腔。

（2）观察骨皮质、神经管、骨纹理的连续性。

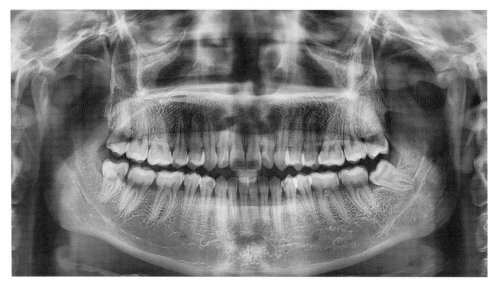

图 13-1　正常全景片示例

2. 正常 CT、CBCT 阅片（图 13-2）

（1）观察颧额缝、颧上颌缝、颧颞缝、颧蝶缝等正常骨缝，以及营养管的部位和形态。

（2）观察骨质的连续性、正常窦腔的形态及密度。

3. 下颌骨骨折阅片（图 13-3）

（1）阅片类型：全景片、后前位片、CBCT、CT。

（2）阅片要点：描述骨折部位及数目（直接及间接骨折，避免漏诊）、骨折线走行及影响、肌肉牵拉及骨折移位。

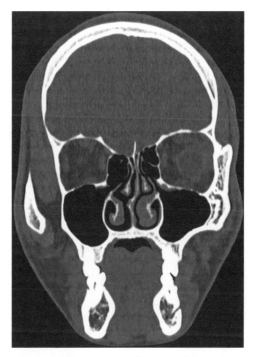

图 13-2　正常 CT 示例

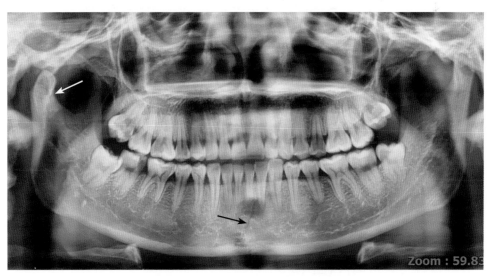

图 13-3　下颌骨骨折示例（全景片）

右侧髁突骨折区（白色箭头所示）；下颌颏部骨折区（黑色箭头所示）。

4. 上颌骨骨折阅片（图 13-4）

（1）阅片类型：华氏位片、CBCT、CT。

（2）阅片要点：描述 Le Fort 骨折分型，描述骨折部位及数目，描述骨折对窦腔、眼眶、颅脑等周围重要结构的影响。

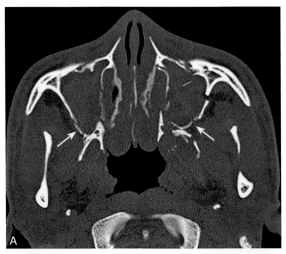
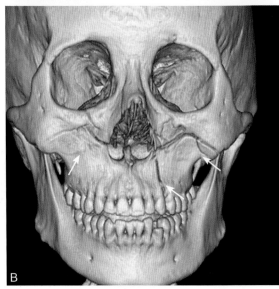

图 13-4　上颌骨骨折示例（CT 及重建）
上颌骨骨折区（白色箭头所示）。

5. 颧骨颧弓骨折阅片（图 13-5）

（1）阅片类型：华氏位片、颧弓位片、CBCT、CT。

（2）阅片要点：描述骨折部位及数目，描述骨折对鼻腔、眼眶、筛窦及上颌窦的影响。

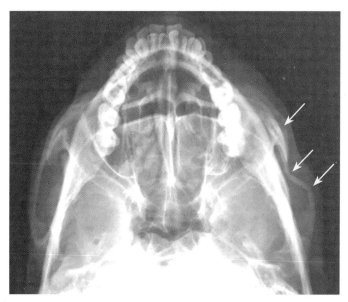

图 13-5　颧骨颧弓骨折示例（颧弓位片）
颧骨颧弓骨折区（白色箭头所示）。

6. 鼻骨骨折阅片

（1）阅片类型：鼻侧位片、CBCT、CT。

（2）阅片要点：注意与正常骨缝鉴别、观察骨折片移位及塌陷。

7. 骨折愈合阅片（图 13-6）

（1）骨折正常愈合阅片：骨折线融合消失、骨小梁结构趋于正常。

（2）骨折愈合不良阅片：断端变圆钝、裂隙明显，可伴炎症表现。

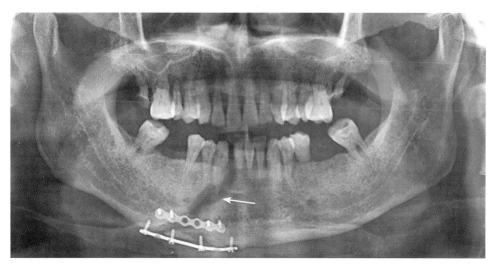

图 13-6　骨折愈合不良示例（下颌骨骨折术后 1 年）（全景片）

第三步:病例分析及影像学诊断

1. 实验方法

(1)病史阅读及阅片。

(2)指出患处并进行影像学描述。

(3)给出影像学诊断及鉴别诊断。

(4)其他病例相关问题。

2. 示例

患者女,26岁,骑电瓶车不慎摔倒、下巴着地6小时。专科查体见颏部肿胀、皮肤表面擦伤,张口受限,张口度1指。拍摄全景片如图13-7。

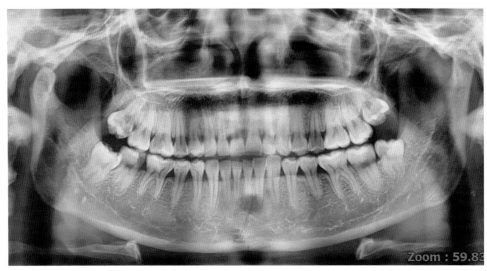

图 13-7　骨折病例示例(全景片)

第四步:测验及思考题

1. 课堂测验(理论题、读片题、病例题)

2. 课后思考题

(1)Le Fort 骨折分类的由来及临床意义。

(2)髁突骨折分类对治疗方法及预后的意义。

(游　梦　周进波)

实验十四　颌面骨炎症的影像学诊断

【目的和要求】

通过本次实验课的学习,要求掌握牙源性化脓性颌骨骨髓炎、Garré 骨髓炎、放射性骨坏死的影像学诊断;熟悉下颌骨弥漫性硬化性骨髓炎、化学性颌骨坏死和牙源性上颌窦炎的影像学诊断;了解其他类型颌骨骨髓炎的影像学诊断。

【实验内容】

1. 牙源性中央性颌骨骨髓炎的 X 线表现。
2. 牙源性边缘性颌骨骨髓炎的 X 线表现。
3. Garré 骨髓炎的 X 线表现。
4. 颌骨放射性骨坏死的 X 线表现。
5. 下颌骨弥漫性硬化性骨髓炎的 X 线表现。

【方法和步骤】

第一步:理论知识总结

1. **阅片要点**　颌骨炎症阅片应首先确定炎症的部位及累及范围。炎性骨组织与正常骨组织的边界通常不清晰、不规则,周围骨组织可有反应性增生、密度增高表现;其次颌骨炎症应尽量明确炎症来源,如病原牙、放射性或化学性因素等等;此外,应注意观察颌骨炎症特征性表现,包括局部骨膜反应、死骨的形成与分离、病理性骨折等。

2. **影像学检查方法及选择**　颌骨炎症累及范围较广,一般采用口外片检查。全景片可显示炎症的范围以及骨质的改变,但对上颌骨及上颌窦内炎症显示欠佳;头颅后前位片可显示下颌支外侧的骨膜反应征象;CBCT 可提供颌骨炎性骨质改变的三维细节信息;CT 对骨质改变细节显示效果逊于 CBCT,但可以显示软组织炎症的范围与性质。

3. 牙源性中央性颌骨骨髓炎

【病因】　多由病原牙引起的根尖周组织感染扩散,炎症向周围松质骨扩散,累及密质骨和骨膜。多发生于下颌骨。

【影像学表现】　弥散破坏期见骨小梁模糊、消失,骨质弥漫性点状、斑状或片状破坏,局部见线状骨膜反应;病变局限期见骨质破坏区与硬化区共存,破坏区内可见死骨形成、与周围骨组织游离;较大骨质破坏可导致病理性骨折,死骨脱落导致的骨缺损、病理性骨折错位愈合及新骨过度沉积可致颌骨形态改变。

4. 牙源性边缘性颌骨骨髓炎

【病因】　多由病原牙引起的颌周间隙感染侵犯骨膜、密质骨甚至到达骨髓腔的炎症过程。

【临床表现】　咬肌区及颌周肿胀,不同程度的张口受限,可出现瘘管。

【影像学表现】　病原牙周围骨质密度弥漫性增高;骨膜反应明显,线状、堆状多见;随着严重程度及病情进展,局部骨皮质可出现变薄、吸收、破坏现象;病变破坏突破骨皮质后,少数可见骨松质改变;无死骨和颌骨形态改变。

5. Garré 骨髓炎　Garré 骨髓炎是一种少见的非化脓性骨髓炎,其特点是骨膜成骨,不形成脓肿,无骨坏死发生。

【临床表现】　好发于儿童和年轻成人,表现为局部肿胀、疼痛和张口受限。

【影像学表现】　骨髓腔内骨质硬化,骨小梁增粗,密度增高,病变范围边界不清,有时还可见散在小片状局限性骨质溶解破坏区;骨皮质外缘可见较厚的骨膜反应,增生的骨膜密度不均匀;相邻软组织可有轻度肿胀。

6. 颌骨放射性骨坏死

【病因】　头颈部放疗病史,放射线导致的骨细胞活力降低以及照射区小动脉病理改变,多累及下颌后牙区及上颌后牙区,可多象限发生。

【影像学表现】　骨质破坏类似中央性颌骨骨髓炎,但少有骨膜反应表现,早期多可见牙周膜增宽、骨硬板消失等牙周改变。

7. 下颌骨弥漫性硬化性骨髓炎

【病因】　病因不明,一般认为与低毒性感染有关。

【临床表现】　颌骨的反应性增生,反复多年的肿胀、疼痛。无脓肿、瘘管,也无死骨形成。老年人多见。

【影像学表现】　早期病变区骨密度减低区和致密区同时出现,随着病程进展,骨质弥漫性密度增高;骨膜下成骨多者可使颌骨形态发生改变。

第二步:典型图像阅片

1. 牙源性中央性颌骨骨髓炎(图 14-1)

(1)阅片类型:全景片、头颅后前位片、CBCT。

(2)阅片要点:骨质破坏范围,密度改变;有无死骨形成及游离骨;有无骨膜反应及其形态;有无病理性骨折、颌骨变形;病原牙的识别。

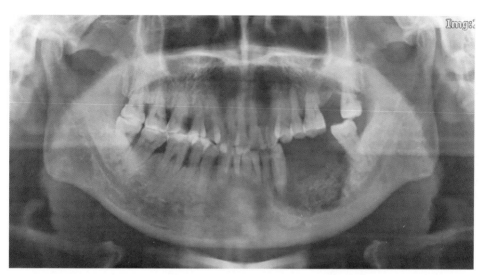

图 14-1 牙源性中央性颌骨骨髓炎示例(全景片)

2. 牙源性边缘性颌骨骨髓炎(图 14-2)

(1)阅片类型:全景片、头颅后前位片、CBCT。

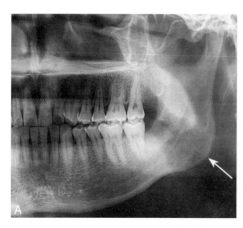
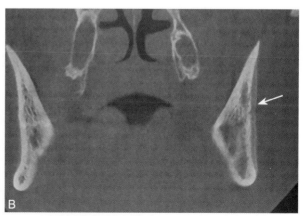

图 14-2 牙源性边缘性颌骨骨髓炎示例
A. 全景片 B. CBCT
骨膜反应(白色箭头所示)。

（2）阅片要点：骨膜反应的部位及其形态；局部骨皮质表面是否发生粗糙、吸收、甚至破坏穿通，有无累及内侧的骨松质；周围软组织肿胀情况以及病原牙（多为阻生第三磨牙）。

3. Garré 骨髓炎（图 14-3）

（1）阅片类型：全景片、CBCT。

（2）阅片要点：患者的年龄及病史；骨髓腔的密度改变，增生与破坏程度；骨膜反应的形态、密度；颌骨形态的改变等。

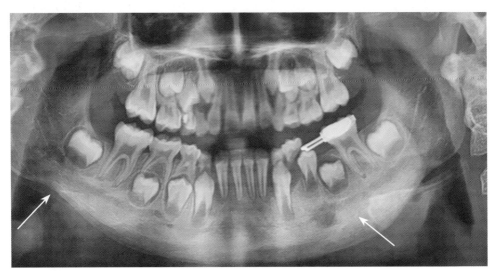

图 14-3 Garré 骨髓炎示例（全景片）
骨膜反应（白色箭头所示）。

4. 颌骨放射性骨坏死（图 14-4）

（1）阅片类型：全景片、CBCT。

（2）阅片要点：患者的放疗病史、放疗部位及剂量；牙周膜间隙及骨硬板的改变；有无多发性的龋坏；骨质破坏的部位、范围及密度改变。

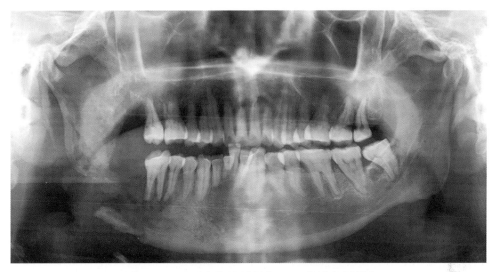

图 14-4　颌骨放射性骨坏死示例（全景片）

5. 下颌骨弥漫性硬化性骨髓炎（图 14-5）

（1）阅片类型：全景片、CBCT。

（2）阅片要点：患者的病史与临床症状是否符合；骨质密度的弥漫性增高；骨膜成骨及颌骨形态的改变等。

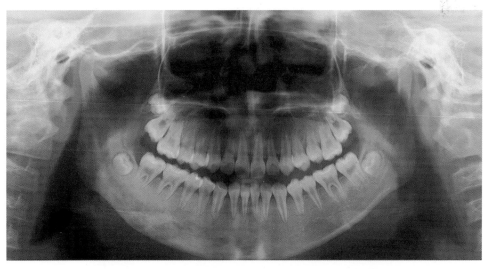

图 14-5　下颌骨弥漫性硬化性骨髓炎示例（全景片）

第三步:病例分析及影像学诊断

1. 实验方法

（1）病史阅读及阅片。

（2）指出患处并进行影像学描述。

（3）给出影像学诊断及鉴别诊断。

（4）其他病例相关问题。

2. 示例

患者女,44 岁。因"左侧下颌后牙疼痛 1 年半,拔牙窝流脓 1 年,颏部肿胀 2 个月"入院。

专科查体见颏部明显膨隆,扪之可及一直径约为 4cm 大小的骨质膨隆区域, 质硬,稍压痛,与正常组织无明显边界。口内可见 34 拔牙窝内灰白色外露骨质, 其内大量脓液,恶臭。拍摄全景片如图 14-6。

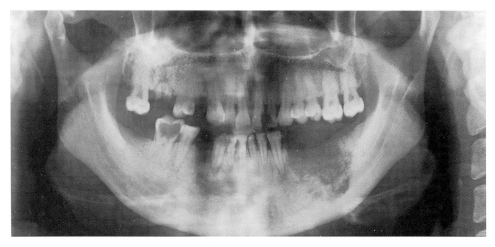

图 14-6　颌面骨炎症病例示例(全景片)

第四步:测验及思考题

1. 课堂测验(理论题、读片题、病例题)

2. 课后思考题

（1）牙源性中央性颌骨骨髓炎以及牙源性边缘性颌骨骨髓炎的鉴别要点?

（2）颌面骨炎症的来源有哪些,各自可能有哪些临床及影像学特征?

（游　梦　周进波）

实验十五　囊肿的影像学诊断

【目的和要求】

通过本实验课的学习,要求掌握牙源性角化囊肿的影像学特点,熟悉鼻腭管囊肿、含牙囊肿的影像学特点,了解其他口腔颌面部囊肿的影像学特点。

【实验内容】

1. 囊肿的阅片要点。
2. 牙源性角化囊肿的影像学特点。
3. 鼻腭管囊肿的影像学特点。
4. 含牙囊肿的影像学特点
5. 其他口腔颌面部囊肿阅片。

【方法和步骤】

第一步:理论知识总结

1. **阅片要点**　颌面部囊肿阅片时应从病变部位、与周围正常组织是否有清楚的边界、边缘形态及骨质情况、内部密度、对周围结构的影响、膨隆方式、病变数目等进行阅片观察,并结合病史、治疗史等进行综合分析。囊肿通常以缓慢压力性生长为主,所以其影像学特点多为边界清楚、边缘光滑可见骨白线,伴发感染时边缘骨质模糊,囊肿多呈压迫推挤性生长,而内部密度、好发部位及病变数目取决于囊肿的病理类型。

2. **影像学检查方法及选择**　平片多选择全景片,有利于颌骨内囊肿的整体观察,特别是发生于下颌骨的囊肿;CBCT、CT利于对囊肿内部结构、膨胀方式、边缘形态、囊肿对周围结构影响等细节观察;增强 CT 与 MRI 可进一步分辨囊肿内部组织成分。

3. **牙源性角化囊肿**　牙源性角化囊肿是一种牙源性发育性囊肿。

【临床表现】　无症状或无痛性肿胀,牙阻生,继发感染疼痛,有一定复发倾向。基底细胞痣综合征主要特点:颌骨多发性牙源性角化囊肿、基底细胞痣或癌、其他可能并发异常包括全身骨骼系统异常(分叉肋、脊柱弯曲等)、钙磷代谢异常(大脑镰、小脑幕钙化,蝶鞍韧带钙化等)等。

【影像学表现】　好发部位(下颌多于上颌,下颌多发生在磨牙及下颌支区);形态(多样,单囊或多囊类圆形、下颌多沿颌骨长轴发展);边界边缘(多清楚规则,可有骨白线);内部结构(多均匀,可含牙,极少数情况有絮状钙化物,CT及MRI可辨别实性、囊性);周围结构(下颌舌侧膨胀多见甚至穿破骨皮质,牙根可呈斜面吸收,可推挤下颌神经管或上颌窦);数目(单发,多发者常伴有基底细胞痣综合征其他表现)。

4. **鼻腭管囊肿**　鼻腭管囊肿是一种起源于鼻腭管残余上皮的发育囊肿。

【临床表现】　无症状或腭乳头区膨隆。

【影像学表现】　好发部位(上颌中线、两侧上颌中切牙牙根间、鼻腭管内);形态(类圆形、心形);边界边缘(清楚规则);内部结构(均匀,水液密度信号);周围结构(两侧中切牙牙根移位,鼻腭管异常扩大)。

5. **含牙囊肿**　含牙囊肿是一种囊壁包绕未萌牙牙冠的牙源性发育性囊肿。

【临床表现】　无痛性膨胀,常伴牙齿阻生。

【影像学表现】　好发部位(上下颌第三磨牙区、上颌前牙区);形态(多为类圆形);边界边缘(清楚规则,可见骨白线);内部结构(未萌牙冠多指向囊肿中心、囊壁包绕牙颈部、牙冠周围水液密度信号);周围结构(可存在邻牙推挤移位,颌骨膨胀变形,骨皮质变薄,下颌神经管受累等)。

第二步:典型图像阅片

1. **牙源性角化囊肿阅片(图 15-1)**

(1)阅片类型:全景片、CBCT、CT。

(2)阅片要点:病变部位、病变是否存在沿长轴生长的特征、膨胀情况、内部结构、牙根吸收情况、周围结构推挤移位等受累情况、多发者需检查是否存在基底细胞痣综合征其他表现。

2. **鼻腭管囊肿阅片(图 15-2)**

(1)阅片类型:全景片、CBCT。

(2)阅片要点:病变部位与鼻腭管关系,形态,边界边缘,内部结构,两侧中切牙牙根移位,鼻腭管异常扩大。

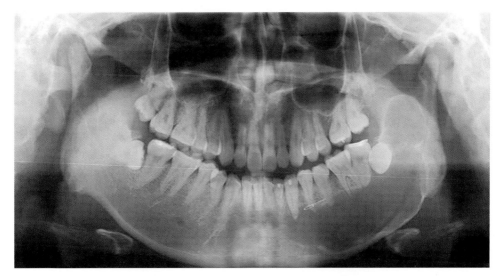

图 15-1　牙源性角化囊肿示例（全景片）

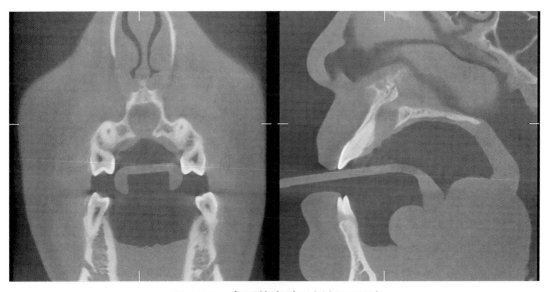

图 15-2　鼻腭管囊肿示例（CBCT）

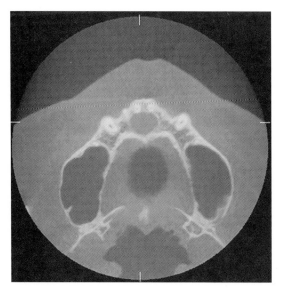

图 15-2（续）

3. 含牙囊肿阅片（图 15-3）

（1）阅片类型：全景片、CBCT、CT。

（2）阅片要点：病变部位，囊壁包绕未萌牙牙冠，病变边界边缘，对牙齿、神经管等结构累及或推挤情况。

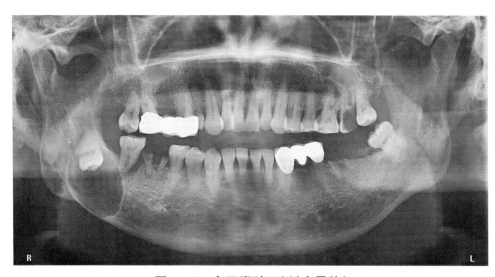

图 15-3　含牙囊肿示例（全景片）

4. 其他口腔颌面部囊肿阅片

（1）病变种类：牙源性钙化囊肿、皮样囊肿、表皮样囊肿、鳃裂囊肿、甲状舌管囊肿等。

（2）阅片要点：囊肿的部位、形态、边界、边缘、内部密度信号与结构、周围结构受累情况等。

第三步：病例分析及影像学诊断

1. 实验方法

（1）病史阅读及阅片。

（2）描述病变部位、形态、边界、边缘、内部密度与结构、颌骨膨胀及周围结构受累情况。

（3）给出可能的诊断及诊断依据。

（4）简述鉴别诊断及鉴别点。

（5）其他病例相关问题。

2. 示例

患者女，20岁，左侧下颌后牙不适半年。专科查体见面部外形未见明显异常，左侧下颌后牙区舌侧骨板扪诊有乒乓感，颊舌侧未见明显膨隆。38未萌。拍摄CBCT显示如图15-4。

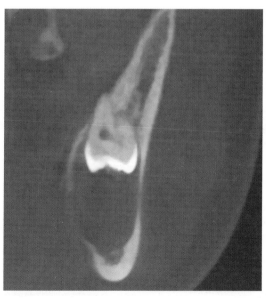

图 15-4 囊肿类病例示例（CBCT冠状位）

第四步:测验及思考题

1. 课堂测验(读片题、病例题等)

2. 课后思考题

(1)简述牙源性角化囊肿影像学诊断及鉴别诊断要点。

(2)列举 2~3 种颌面部囊肿并简述其影像学特点。

（刘 莉 游 梦）

实验十六　良性肿瘤或瘤样病变的影像学诊断

【目的和要求】

通过本实验课的学习,要求掌握成釉细胞瘤、牙瘤、骨化纤维瘤、纤维结构不良的影像学特点,熟悉和了解牙源性黏液瘤、牙源性腺样瘤、血管瘤或血管畸形等良性肿瘤类疾病的影像学特点。

【实验内容】

1. 良性肿瘤类疾病的阅片要点。
2. 成釉细胞瘤的影像学特点。
3. 牙瘤的影像学特点。
4. 骨化纤维瘤的影像学特点。
5. 纤维结构不良的影像学特点。
6. 其他良性肿瘤性病变阅片。

【方法和步骤】

第一步:理论知识总结

1. **阅片要点**　对于肿瘤类病变,阅片时应从病变部位、形态、边界、边缘骨质情况、内部结构及密度、病变对周围结构的影响进行阅片分析。良性肿瘤的生长方式主要是缓慢的膨胀性生长,所以其影像学特点多为边界清楚的呈膨胀性生长的良性占位,内部密度取决于病变组织的成分及结构,不同病理类型的肿瘤有特定的好发部位。

2. **影像学检查方法及选择**　平片多选择全景片,有利于对病变的整体观察;CBCT 对病变的内部结构、膨胀情况、边缘骨质以及累及周围结构的细节观察具有较大优势;CT 则可以对病变密度进行 CT 值量化、观察软组织受累情况等。

3. **成釉细胞瘤**　成釉细胞瘤是一种常见的牙源性上皮性肿瘤。

【临床表现】　无症状或无痛性膨胀,可扪及乒乓球样感,牙松动移位、咬合紊乱。

【影像学表现】　好发部位(下颌多于上颌,下颌多发生在磨牙及下颌支区);形态(类圆形、不规则或分叶状);边界边缘(多清晰,边缘骨质可硬化);内部结构(X线片可观察到单囊、多囊或蜂窝结构,CT及MRI可辨别实性、囊性或囊实性,可含牙);周围结构(颌骨膨胀,肿瘤突入牙槽突,牙根可呈锯齿样吸收,可推挤下颌神经管或上颌窦)。

4. **牙瘤**　牙瘤并非真性肿瘤,是成牙组织发育畸形或错构瘤。分为混合性牙瘤和组合性牙瘤。

【临床表现】　青少年好发,多无症状,可伴有牙异位、阻生、缺失及畸形等。

【影像学表现】　好发部位(组合性牙瘤好发于前牙区,混合性牙瘤好发于后牙区);形态(类圆形、不规则);边界(清晰,多见低密度条带影包绕);内部结构(组合性牙瘤为不同数目异型小牙堆积,混合性牙瘤为不均匀高密度团块);周围结构(颌骨膨胀、伴周围牙发育异常)。

5. **骨化纤维瘤**　骨化纤维瘤是一种纤维骨性良性肿瘤。分为三类,即牙骨质-骨化纤维瘤、青少年小梁状骨化纤维瘤、青少年沙瘤样骨化纤维瘤。

【临床表现】　生长缓慢、无痛性、质硬肿块,可引起面部不对称,牙移位等。

【影像学表现】　好发部位(牙骨质-骨化纤维瘤好发于下颌后牙区);形态(多为类圆形);边界(清晰);内部结构(内部密度与纤维及骨化成分多少有关,可呈低密度、混合密度、高密度);周围结构(颌骨膨胀变形、骨皮质变薄,推挤邻牙,下颌神经管受累)。

6. **纤维结构不良**　纤维结构不良是正常骨组织被幼稚骨及纤维组织替代的一种骨异常。

【临床表现】　可累及单骨或多骨,多见于青少年,病程长,多骨纤维结构不良可伴发McCune-Albright综合征,无痛性骨膨大,可引起面部不对称,牙移位,影响压迫周围结构等相应症状。

【影像学表现】　好发部位(上颌多于下颌,后份居多,亦可累及其他颅面骨);形态(沿颌骨发展,受累颌骨轮廓增大);边界(与正常骨分界不清);内部结构(早期低密度,中期呈磨砂玻璃样改变,晚期混合密度改变);周围结构(病变压迫推挤周围结构)。

第二步:典型图像阅片

1. **成釉细胞瘤阅片(图16-1)**

(1)阅片类型:全景片、CBCT、CT。

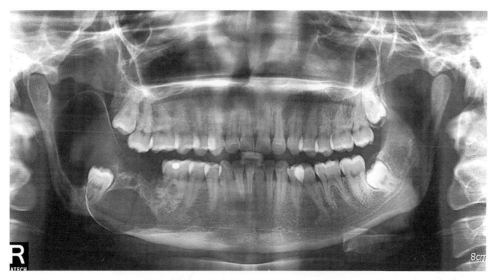

图 16-1　成釉细胞瘤示例（全景片）

（2）阅片要点：病变部位、病变膨胀情况、内部分房结构、牙根吸收情况、下牙槽神经管受累情况。

2. 牙瘤阅片（图 16-2）

（1）阅片类型：全景片、CBCT。

（2）阅片要点：病变部位，小牙样结构或牙体组织密度成分，可能存在的包膜，周围阻生异位或发育异常的牙齿。

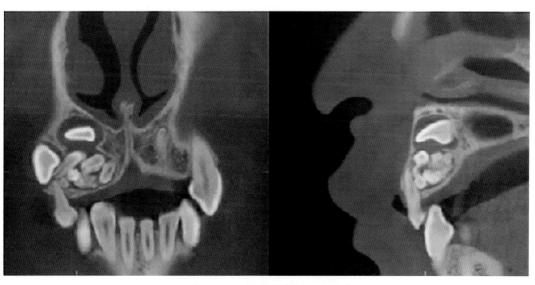

图 16-2　牙瘤示例（CBCT）

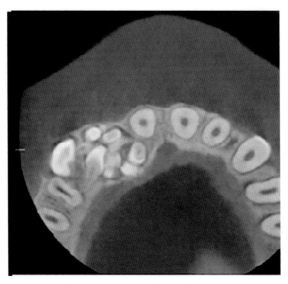

图 16-2（续）

3. 骨化纤维瘤阅片（图 16-3）

（1）阅片类型：全景片、CBCT、CT。

（2）阅片要点：发病年龄，病变部位，病变边界，内部的混杂密度与结构，对牙齿、神经管等结构累及或推挤情况。

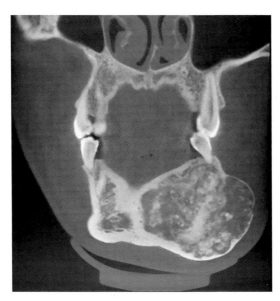

图 16-3 骨化纤维瘤示例（CBCT）

4. 纤维结构不良阅片（图 16-4）

（1）阅片类型：全景片、CBCT、CT。

（2）阅片要点：发病年龄，颅面骨受累范围，病变边界，内部密度与结构，颌骨膨胀、骨皮质变薄，对下颌神经管、窦腔、眼眶等周围结构的压迫情况。

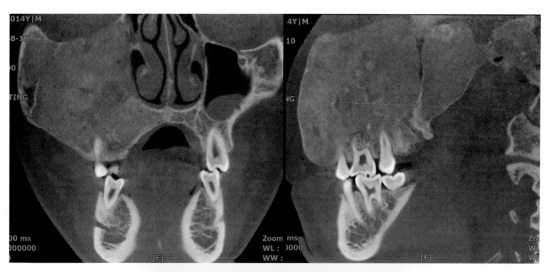

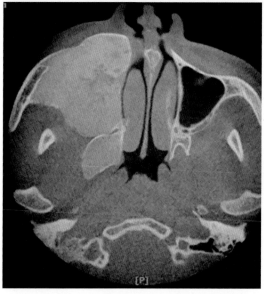

图 16-4　纤维结构不良示例（CBCT）

5. 其他良性肿瘤性病变阅片

（1）病变种类：牙源性钙化上皮瘤、牙源性腺样瘤、牙源性黏液瘤、成牙骨质细胞瘤、中心性巨细胞肉芽肿、骨软骨瘤、中心性血管瘤等。

（2）阅片要点：病变的部位、形态、边界、边缘、内部密度与结构、颌骨膨胀、周围结构受累情况等。

第三步：病例分析及影像学诊断

1. 实验方法

（1）病史阅读及阅片。

（2）病变良恶性质判断。

（3）描述病变的部位、形态、边界、边缘、内部密度与结构、颌骨膨胀及周围结构受累情况。

（4）给出可能的诊断及诊断依据。

（5）简述鉴别诊断及鉴别点。

（6）其他病例相关问题。

2. 示例

患者女，25岁，左侧面部无痛性肿胀1年余。专科查体见面部不对称，左侧下颌骨膨隆，扪之有乒乓球样感。拍摄全景片显示如图16-5。

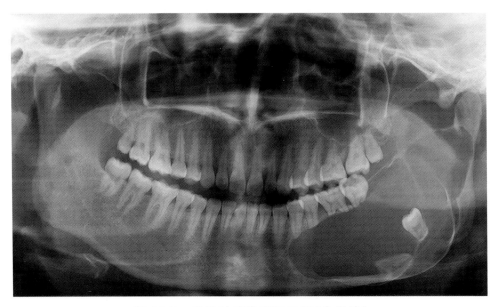

图 16-5　良性肿瘤类病例示例（全景片）

第四步:测验及思考题

1. 课堂测验(读片题、病例题等)

2. 课后思考题

(1)简述成釉细胞瘤与牙源性角化囊肿影像学鉴别诊断要点。

(2)分别列举 2~3 种良性牙源性及良性非牙源性肿瘤,并简述其影像学特点。

(刘　莉　石宇超)

实验十七　颌面部恶性肿瘤的影像学诊断

【目的和要求】

通过本实验课的学习,要求掌握原发性骨内癌、骨肉瘤的影像学特点,熟悉鳞状细胞癌(舌、牙龈和上颌窦等)的影像学特点,了解其他口腔颌面部恶性肿瘤的影像学特点。

【实验内容】

1. 恶性肿瘤的阅片要点。
2. 原发性骨内癌的影像学特点。
3. 骨肉瘤的影像学特点。
4. 鳞状细胞癌(舌、牙龈和上颌窦等)的影像学特点。
5. 其他口腔颌面部恶性肿瘤阅片。

【方法和步骤】

第一步:理论知识总结

1. **阅片要点**　观察颌面部恶性肿瘤时应选择恰当的影像学方法。阅片时应观察病变的数目、部位、边界特征、内部结构、对邻近或周围结构及牙齿的影响,并结合病史、治疗史等进行综合分析。恶性肿瘤生长迅速,影像学特点多表现为与周围正常组织边界不清、边缘不规则,多呈浸润性生长,对周围结构以侵蚀破坏为主。影像学表现出的破坏程度与恶性肿瘤的病理类型及细胞分化程度相关。

2. **影像学检查方法及选择**　平片可选择全景片、后前位片、华氏位片等整体观察颌骨病变;CBCT 利于逐层观察颌骨破坏及牙齿受累情况;CT 与 MRI 利于显示恶性肿瘤内部信息及软组织受累情况。

3. **原发性骨内癌**　一种起源于颌骨内牙源性上皮的恶性肿瘤。

【临床表现】　无症状或下唇麻木疼痛,晚期张口受限、病理性骨折。

【影像学表现】　好发部位(下颌骨多发,且多发生在磨牙区);形态(不规则);边界边缘(边界不清,边缘骨质破坏呈虫蚀状);内部结构(溶骨性破坏,X线、CBCT多为透射区,CT实性为软组织密度);周围结构(破坏下颌神经管壁,突破骨皮质累及周围软组织,牙"漂浮"征)。

4. 骨肉瘤　一种肿瘤细胞成骨、骨样基质的恶性肿瘤。

【临床表现】　面部肿胀,牙松动移位,溃疡,出血,麻木,张口受限。

【影像学表现】　好发部位(下颌骨多发,且多发生在后份);形态(不规则);边界边缘(边界不清,边缘骨质模糊);内部结构(根据肿瘤成分不同可显示高密度、低密度或混合密度;骨质破坏呈低密度,瘤骨形成呈高密度如日光放射状、毛刷状等,骨质破坏合并瘤骨形成及软组织包块则可呈混合密度);周围结构(肿瘤可穿破骨皮质侵犯周围软组织,骨膜破坏掀起影像呈现为Codman三角骨膜反应,侵犯牙及牙周组织可呈牙"漂浮"征,下颌神经管受累管壁不清)。

5. 鳞状细胞癌(舌、牙龈和上颌窦等)　一种起源于口腔颌面部黏膜鳞状上皮细胞的恶性肿瘤。

【临床表现】　浸润性溃疡,边界不清的质硬肿块,菜花状新生物。

【影像学表现】　部位(CT、MRI可见原发部位软组织病损,继发可见病损区牙槽突、颌骨边缘或上颌窦壁继发破坏);形态(舌:不规则肿块;牙龈:不规则软组织形态,下方牙槽突呈弹坑样破坏;上颌窦:窦腔内软组织肿块,窦壁骨质破坏);边界边缘(继发牙槽突、上颌窦壁及颌骨边缘吸收破坏,边界不清,边缘不光滑);内部结构(舌:CT平扫密度与周围组织接近,增强扫描强化;牙龈:CT平扫软组织密度改变,增强扫描强化;上颌窦:窦腔内软组织肿块,增强扫描强化);周围结构(舌:扩散至口底、软腭、咽侧壁、累及下颌骨、会厌;牙龈:累及牙槽突、口底、颊间隙、腭、上颌窦;上颌窦:窦壁破坏吸收消失,累及周围多间隙)。

第二步:典型图像阅片

1. 原发性骨内癌阅片(图17-1)

(1)阅片类型:全景片、CBCT、CT。

(2)阅片要点:病变部位、形态、边界边缘、内部结构、牙"漂浮"征、下牙槽神经管受累、病理性骨折等。

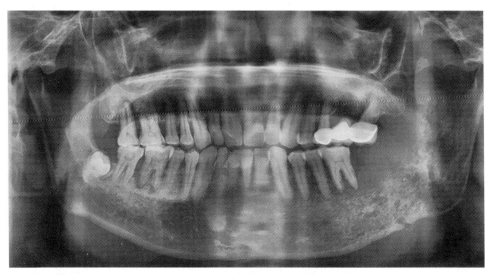

图 17-1　原发性骨内癌示例（全景片）

2. 骨肉瘤阅片（图 17-2）

（1）阅片类型：全景片、CBCT、CT。

（2）阅片要点：病变部位、形态、边缘边界、密度及瘤骨形成情况、牙周情况、下牙槽神经管受累情况、骨皮质情况、骨膜反应征象。

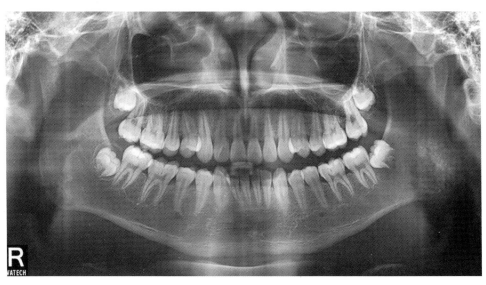

图 17-2　骨肉瘤示例（全景片）

3. 鳞状细胞癌（舌、牙龈和上颌窦）阅片（图 17-3）

（1）阅片类型：全景片、CBCT、CT。

（2）阅片要点：病变部位、形态、边界边缘、内部结构、对周围颌骨及间隙的侵犯。

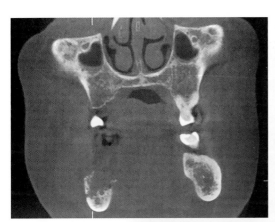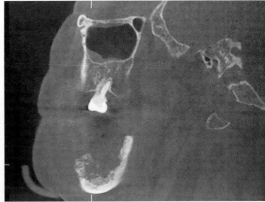

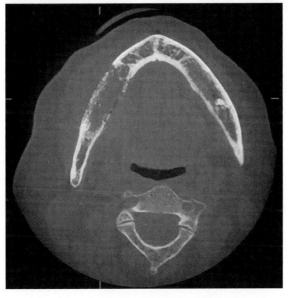

图 17-3　牙龈鳞状细胞癌示例（CBCT）

4. 其他口腔颌面部恶性肿瘤阅片

（1）病变种类：成釉细胞癌、软骨肉瘤、尤因肉瘤、骨孤立性浆细胞瘤、颌骨转移性肿瘤、淋巴瘤、颈淋巴结转移性肿瘤等。

（2）阅片要点：病变部位、形态、边界、边缘、内部密度信号与结构、周围结构受累情况等。

第三步：病例分析及影像学诊断

1. 实验方法

（1）病史阅读及阅片。

（2）描述病变的部位、形态、边界、边缘、内部密度与结构、颌骨及周围结构受累情况。

（3）给出可能的诊断及诊断依据。

（4）简述鉴别诊断及鉴别点。

（5）其他病例相关问题。

2. 示例

患者男，70 岁，右侧下颌后牙区肿痛溃烂 2 个月。专科查体见右侧下颌后牙区牙龈约 2cm×4cm 溃疡，边界不清，触之出血，47 缺如，46 松动明显，颊舌侧未见明显膨隆。拍摄全景片显示如图 17-4：

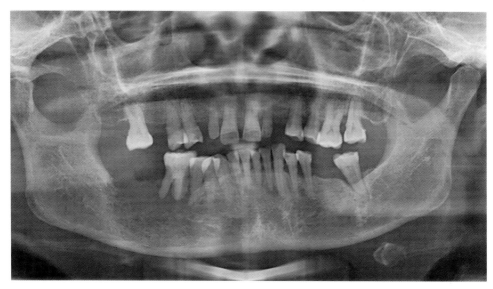

图 17-4　恶性肿瘤类病例示例（全景片）

第四步:测验及思考题

1. 课堂测验(读片题、病例题等)

2. 课后思考题

(1)简述原发性骨内癌与牙源性中央性颌骨骨髓炎影像学诊断及鉴别诊断要点。

(2)简述颌骨骨肉瘤的影像学特点。

(刘　莉　石宇超)

实验十八　系统性疾病在口腔及颅颌面骨的影像学表现

【目的和要求】

通过本实验,熟悉朗格汉斯细胞组织细胞增生症的影像学表现,了解其他系统性疾病在口腔颅颌面骨的影像学表现。

【实验内容】

1. 朗格汉斯细胞组织细胞增生症的影像学表现。
2. 其他系统性疾病在口腔颅颌面部的影像学表现。

【方法和步骤】

第一步:理论知识总结

1. **阅片要点**　系统性疾病大部分是成骨相关遗传病或者内分泌疾病,因此表现为骨骼形态、密度或结构的异常,可能会伴随牙齿发育异常。阅片时,特别注意颌骨密度的变化;骨小梁的粗细、走行、排列的变化;骨皮质(包括下颌下缘、牙槽嵴顶、骨硬板区的骨皮质)的密度、厚度的变化;牙齿形态是否存在异常,牙体硬组织结构和厚度是否变化等。

2. **影像学检查方法及选择**　全景片是此类疾病的首选影像学检查方法,它能全面、直观显示整个下颌骨、部分上颌骨及全部牙齿的改变,当怀疑颅骨受累时,需加拍侧位片、后前位片等。CT 虽然直观性不如 X 线平片,但可选择任意大小视野,影像结构无重叠,更利于诊断,是疾病进一步确诊的首选检查方法。CBCT 视野范围较小,但对骨及牙等硬组织结构显示的清晰度更胜 CT,因此对诊断仅有细微骨骼变化的疾病时,CBCT 优于 CT。

3. **朗格汉斯细胞组织细胞增生症**　口腔颅颌面部表现主要为骨骼系统的

损害,具体为:颅骨穿凿样骨质破坏,多个小病损可相互融合呈"地图样"破坏,破坏从板障(骨髓腔)开始,逐渐累及内、外板,病变周围多无骨质硬化带;颌骨病损以下颌骨常见,可仅发生于颌骨。病变可表现为由牙槽突向内破坏骨骼(牙槽突型病变),类似牙周炎样骨质吸收,病变呈凹坑状,患牙完全位于软组织内,呈"漂浮征";也可表现为从颌骨体骨髓腔内开始(颌骨体型病变),可出现大量骨膜反应或骨质增生,类似慢性颌骨骨髓炎改变。牙槽突型病变可以多发,而颌骨体型病变多为单发。

4. 其他系统性疾病　其他系统性疾病大致分为内分泌异常、代谢性骨病和血液系统性疾病。一般来说早期激素异常或骨代谢异常(遗传性疾病、婴幼儿发病者)可同时影响骨和牙,而中晚期激素异常或骨代谢异常(后天获得性疾病、成年后发病)一般仅影响骨骼。

第二步:典型图像阅片

1. 朗格汉斯细胞组织细胞增生症阅片(图 18-1)

(1)阅片类型:全景片、侧位片、后前位片、CT、CBCT。

(2)阅片要点:病变部位、数量、累及范围,患牙周围骨量的变化,是否出现"漂浮征"(牙槽突型),是否出现骨膜反应或骨质增生(颌骨体型)。

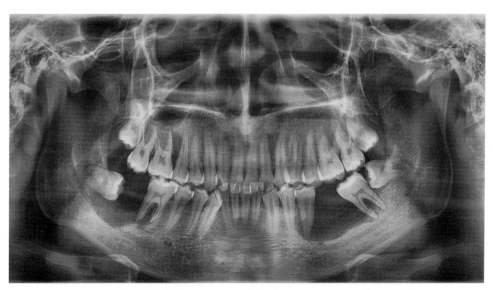

图 18-1　下颌骨朗格汉斯细胞组织细胞增生症(全景片)

2. 其他系统性疾病阅片（图 18-2）

（1）阅片类型：全景片、侧位片、后前位片、CT、CBCT。

（2）阅片要点：骨密度的变化，骨小梁的粗细、走行、排列的变化；骨皮质的密度、厚度的变化；牙齿形态是否存在异常，牙体硬组织结构和厚度是否变化，牙齿萌出和脱落是否符合年龄。

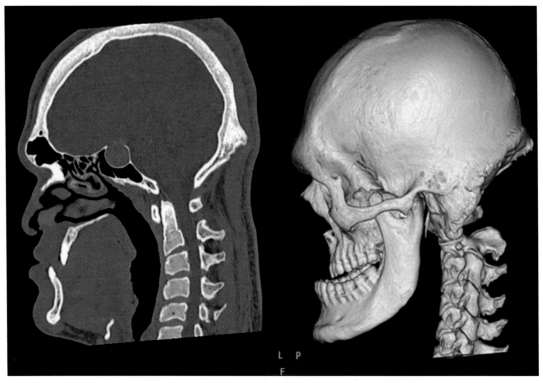

图 18-2　肢端肥大症（CT 矢状位：骨窗、三维重建）

第三步：病例分析及影像学诊断

1. 实验方法：病史阅读，临床检查，给出印象诊断，选择合适的影像学检查方法；影像阅读并进行影像学描述；结合病史、临床检查及影像学表现得出最终的诊断及鉴别诊断。

2. **示例**

患者，男，11 岁，3 个月前感冒后出现左侧面部肿胀疼痛，感冒好转后面部肿胀一直未消，现拍摄全景片及 CBCT（局部）如图 18-3。

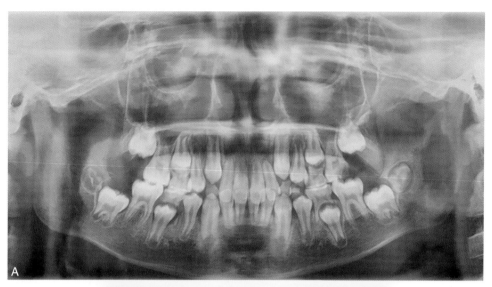

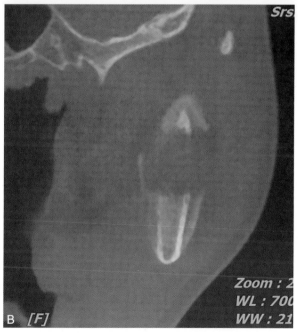

图 18-3　系统性疾病类病例示例

A. 全景片　B. CBCT

第四步:测验及思考题

1. 课堂测验(读片题及病例分析)。

2. 课后思考题:朗格汉斯细胞组织细胞增生症牙槽突型如何与牙周病相鉴别?

(刘媛媛　游　梦)

实验十九　医学影像学诊断原则与文书规范

【目的和要求】

通过本实验,熟悉医学影像读片与诊断的基本原则,了解影像相关文书的书写规范。

【实验内容】

1. 医学影像学诊断的学习要点。
2. 医学影像学诊断的基本原则。
3. 医学影像文书的书写规范。

【方法和步骤】

第一步:理论知识总结

1. 影像学诊断的学习要点

（1）熟悉正常解剖结构:熟悉影像的正常解剖结构,是发现和辨认异常病变的前提条件。在口腔颌面部医学影像学诊断中,需要掌握牙齿、颅颌面骨等结构在不同成像技术中的正常影像,注意这些正常解剖结构可能发生个体变异,也可能随患者年龄而有所不同。

（2）辨别异常病理改变:在熟悉正常解剖结构的基础上,通过观察受检部位的形态、结构、密度及信号强度等的变化,辨别是否出现异常病理性改变。

（3）系统有序、对比观察:读片过程应系统、有序、全面。例如,在阅读全景片时,应从右到左,从上到下,从牙齿到牙周,再到周围骨质、腔隙结构,进行有序的观察;同时,应采用左右对比的方法帮助识别异常改变;在有条件的情况下,应对不同时期的图像进行前后对比,动态观察确定病变性质,判断治疗效果。

（4）异病同影与同病异影:疾病的影像学特征有时缺乏绝对的特异性,不同病理类型的疾病可能会表现出类似的影像学特征,即"异病同影";相反,同一种病理类型的疾病由于细胞成分比例及结构、发病部位、病程、患者个体差异等因素会出现不同的影像学表现,即"同病异影"。

(5)综合诊断:影像学检查是重要的临床诊断方法,但并非所有的疾病在影像学检查中都能够发现判病性的影像学特征。因此,影像学诊断需参考患者病史及临床检查进行综合性分析,给出诊断意见及进一步处理意见。

2. 影像学诊断的基本原则

(1)病变的位置(location)与分布(distribution):以口腔颌面部疾病为例,需明确病变发生于上颌骨还是下颌骨,左侧或是右侧,病变是否为多发。某些疾病有好发的部位,例如含牙囊肿多见于上颌尖牙及下颌第三磨牙区,而发生下颌颏部骨折时,需注意双侧关节区是否同时发生骨折。

(2)病变的形态(shape):颌骨内囊性病变多为卵圆形或类圆形,形态规则,某些病变可能表现为特殊的形态,同时,病变形态的规则与否对疾病的性质也可能起到提示作用。

(3)边界(margin)与边缘(periphery):边界是指病变与周围正常结构的界线,边缘是指病变的周边部分。边界清楚与否,边缘是否光滑,都对疾病的性质具有重要的提示作用;

(4)病变的密度(density)与内部结构(structure):病变的内部密度是否均匀,也是医学影像读片中十分重要的观察点。在影像学诊断中,常用透射(radiolucent)描述低密度病变,当病变内部出现分隔(septa)或是钙化团块时,病变可能表现为不均匀、混杂密度,当然,也有病变表现为较均匀的高密度影,描述为阻射(radiopaque)影像。

(5)对周围结构(surrounding structures)的影响:疾病的发生会对周围组织结构产生影响,在读片时,应注意观察病变邻近结构是否受到波及,例如是否发生牙根吸收,下颌神经管是否受到推挤,上颌窦壁是否连续等情况。

3. 影像文书的书写 影像学检查申请单的填写、诊断报告的书写或者影像阅片的记录是诊疗工作的重要环节,掌握申请单的填写要求、影像阅片记录要求,了解影像学诊断报告书写的原则,可避免漏诊和误诊,保证诊断质量,保证病历资料记录的完整性和规范性。文书的具体要求及格式如下:

(1)影像学检查申请单:申请单应包括患者的姓名、性别、年龄等一般资料,患者的病史、症状、体征、实验室检查和其他影像学检查结果、临床初步诊断,此外还可附上本次影像学检查的要求和目的等。结合上述信息可以帮助影像医生做出更加准确的诊断。

（2）诊断报告的基本格式

一般项目：通常由报告系统自动生成。包括患者姓名，性别、年龄、科别、病室、住院号、检查日期、检查方法、签名及报告日期等。

诊断描述：即主要的影像学表现。在报告中应明确病变的部位、数目，必要时可标注测量数据；同时描述病变的形态、密度、信号强度等；强调病变是否对周围结构造成影响；复查报告需与前次检查结果比较等等。

诊断结论：疾病诊断应以规范命名为准，当有多个结论时，应主次分明。诊断可为肯定性诊断、符合性诊断、可能性诊断、否定性诊断，若无法给出明确结论的，应给出下一步检查的建议。

第二步：典型图像阅片（图19-1～图19-10）

1. 阅片类型 全景片、CBCT。

2. 阅片要点 影像学诊断的基本原则（异常影像的特征描述）

（1）病变的位置、分布及形态。

（2）病变的边界与边缘。

（3）病变的密度与内部结构。

（4）病变对周围结构的影响。

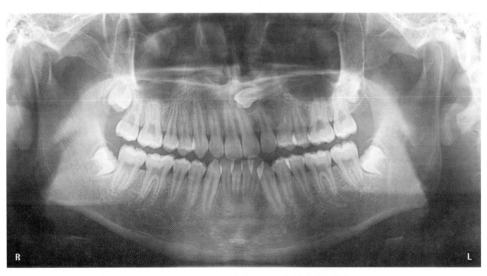

图 19-1 上颌骨病变示例（全景片）

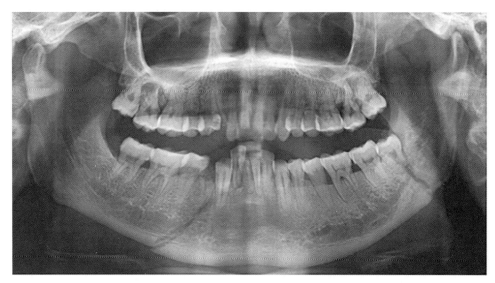

图 19-2　下颌骨多发骨折示例（全景片）

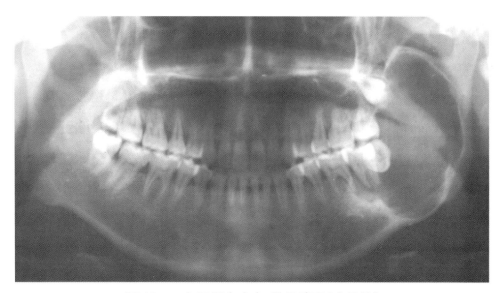

图 19-3　左下颌支病变，边界清晰（全景片）

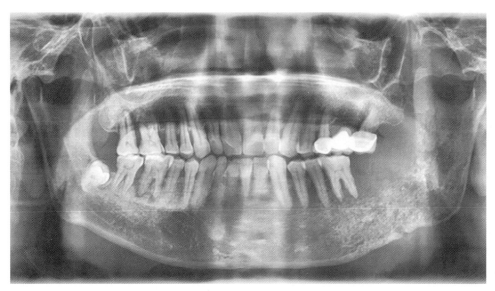

图 19-4　左下颌支病变,边界不清(全景片)

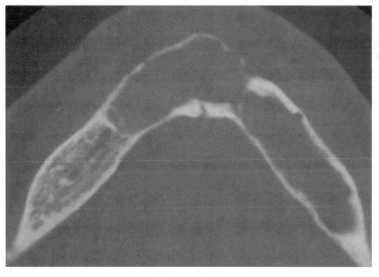

图 19-5　下颌骨病变,边界清晰,边缘光滑(CBCT)

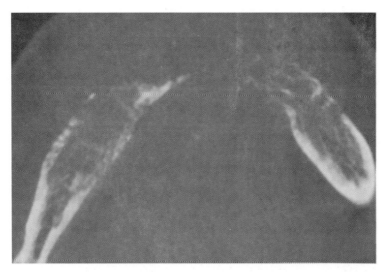

图 19-6　下颌骨病变,边界不清,边缘不光滑,骨皮质呈虫蚀样改变

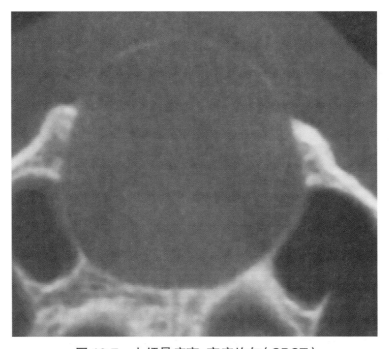

图 19-7　上颌骨病变,密度均匀(CBCT)

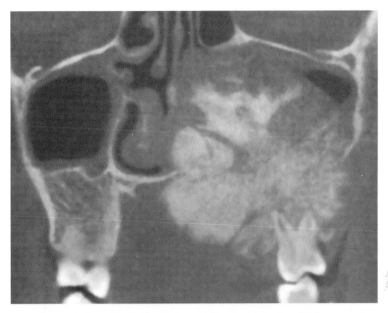

图 19-8　上颌骨病变,密度不均匀,阻射高密度影(CBCT)

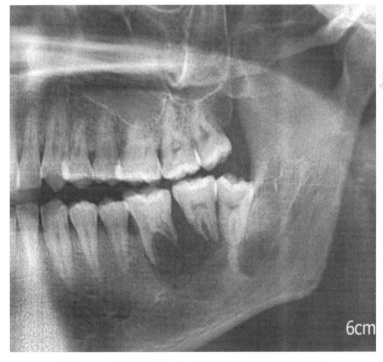

图 19-9　下颌骨病变,牙根吸收(全景片局部)

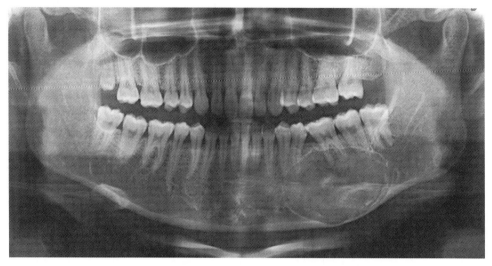

图 19-10　下颌骨病变,下颌神经管受推挤移位(全景片)

第三步:影像阅片及报告书写(图 19-11)

1. 实验方法

(1)病史阅读及阅片。

(2)指出病变并进行影像学描述。

(3)对比、阅读影像学检查报告。

(4)诊断及鉴别诊断。

(5)完成报告书写。

2. 示例

患者男,32 岁。

主诉:右侧下颌牙龈长包 20 天。

现病史:20 天前无意发现右侧下颌牙龈包块,生长迅速,破溃出血。

既往史:无特殊。

临床检查:患者面型对称,开口度开口型正常。患者右下颌后牙区牙龈可查见直径约 1cm 大小新生物,表面破溃,覆盖黄色假膜。质韧,基底浸润。

影像学检查:全景片。

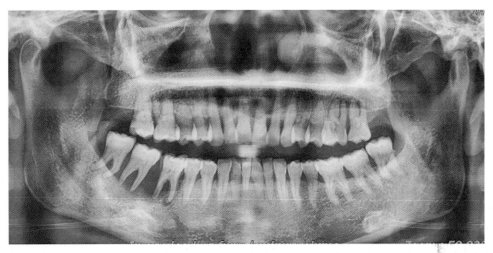

图 19-11　影像读片示例（全景片）

第四步：测验

课堂测验（病例分析、阅片及报告书写）。

（游梦　唐蓓）

知识拓展

1. **医院信息系统的组成与定义**　医院信息系统是计算机技术、通信技术和管理科学在医院信息管理中的应用,是计算机技术对医院管理、临床医学、医院信息管理长期影响、渗透以及相互结合的产物。医院信息系统主要包括医院信息系统(hospital information system,HIS)、医学影像信息系统 PACS(picture archiving and communication system)、放射学信息系统(radiology information system,RIS)、实验室信息系统(laboratory information system,LIS)等。医院信息系统具有标准化、规范化、智能化等特点,可以优化患者就医流程,有效地帮助行政管理人员和临床医生提高工作效率,提升医疗服务质量。

2. **RIS 系统**　放射学信息系统,英文缩写 RIS,是医院重要的医学影像学信息系统之一。放射科信息系统是基于医院影像科室工作流程的任务执行过程管理的计算机信息系统,主要实现医学影像学检验工作流程的计算机网络化控制、管理和医学图文信息的共享,并在此基础上实现远程医疗。

3. **PACS 系统**　RIS 系统与 PACS 系统共同构成了医学影像信息环境。医疗过程中产生的庞大的医学图像主要依靠 PACS 系统进行存储、读取和管理,同时 PACS 系统还具有标注、拍照、导出、重建等功能。影像科产生的检查图像被统一存储至 PACS 服务器,并通过特定的 PACS 软件系统将图像传输到影像科医师的报告工作站和临床医师的椅旁工作站,实现了工作流程的全部电子化、一体化和无胶片化。PACS 系统是医院数字化管理的重要载体之一。

4. **DICOM**　PACS 系统是集影像采集传输与存储管理、影像学诊断查询与报告管理、综合信息管理等功能于一体的综合应用系统,需要对上传存储的数据格式进行标准化处理。为了推动不同制造商的设备间数字图像信息通信标准的建立,促进不同医院、不同地区间通过 PACS 系统进行信息交互,创建统一的诊断信息数据库,美国放射学院(ACR)和国家电气制造协会(NEMA)在 1983 年成立联合委员会,制定医学图像和相关信息的国际标准,其于 1993 年发布的 DICOM 标准 3.0 版本,已发展成为医学影像信息学领域的国际通用标准。

DICOM 标准的全称是"医学数字成像与通讯"（digital imaging and communication in medicine）标准，定义了质量能满足临床需要的可用于数据交换的医学图像格式。DICOM 标准中涵盖了医学数字图像的采集、归档、通信、显示及查询等几乎所有信息交换的协议；以开放互联的架构和面向对象的方法定义了一套包含各种类型的医学诊断图像及其相关的分析、报告等信息的对象集；定义了用于信息传递、交换的服务类与命令集，以及消息的标准响应；详述了标识各类信息对象的技术；提供了应用于网络环境（OSI 或 TCP/IP）的服务支持；结构化地定义了制造厂商的兼容性声明。

目前，DICOM 格式数据在口腔临床各科室的应用越来越广泛，通过第三方软件对 DICOM 数据的重建，临床医生可以提升临床诊疗的精细化程度，如种植术前骨质与骨量的评估，种植导板的制作；正畸治疗术前测量及方案的制定；复杂根管系统的重建等等。DICOM 标准的建立实现了不同机器、不同地区间的信息互通，推动了远程放射学系统、图像管理与通信系统（PACS）的研究与发展，并且由于 DICOM 的开放性与互联性，使得与其他医学应用系统（HIS、RIS 等）的集成成为可能（导航导板设计）。

（游梦　唐蓓）

参考文献

1. 张祖燕,王虎.口腔颌面医学影像诊断学.7版.北京:人民卫生出版社,2020.

2. 王虎,郑广宁.口腔临床CBCT影像诊断学.北京:人民卫生出版社,2014.

3. 卢勇,周志瑜,雷荀灌,等.颌面骨纤维骨病变的分类浅见.口腔颌面外科杂志,1992, 2(3):17-20.

4. 雷荀灌,卢勇,周志瑜,等.颌面骨纤维骨病变的X线分析研究.华西口腔医学杂志, 1995,13(1):36-39.

5. 王虎,郑广宁,刘敏,等.牙源性钙化囊肿的X线表现.华西口腔医学杂志,1999,17(3): 286-288.

6. 王虎,陈列,田卫东,等.牙源性粘液瘤的X线表现与病理对照分析.中华口腔医学杂志, 1999,34(5):291.

7. 郑广宁,王虎,田卫东,等.牙源性粘液瘤误诊分析——附42例X线研究.口腔颌面外科 杂志,1999,9(2):133-136.

8. 邱蔚六.口腔颌面外科学.8版.北京:人民卫生出版社,2020.

9. 余强,王平仲.颌面颈部肿瘤影像诊断学.上海:世界图书出版公司,2009.

10. 李春洁,贾源源,王虎,等.锥形束CT在颞下颌关节疾病诊断和治疗中的应用.国际口 腔医学杂志,2011,38(1):91-94.

11. 文陈妮,李果,任家银,等.锥形束CT诊断上颌前牙区多生牙价值研究.华西口腔医学 杂志,2012,30(4):399-401.

12. 李娜,王虎,姜矇,等.颌骨骨岛的影像表现分析.华西口腔医学杂志,2014,32(1): 58-61.

13. 郑广宁,李继遥.牙根折裂的影像诊断.华西口腔医学杂志,2016,34(1):5.

14. STUART C W,MICHAEL J P. Oral radiology. Principles and interpretation. 7th edition. Jordan Hill:Mosby Elsevier,2014.

15. THOMAS G,PANDEY M,MATHEW A,et al. Priman intraosseous carcinoma of the jaw: pooled analysis of world literature and report of two new cases. Int J Oral Maxillofac Surg,

2001,30（4）:349-355.

16. El-HAKIM E. MELWALLI S A. Imaging of temporomandibular joint ankylosis. A new radiograpluc classification. Dentomaxillofac Radiol,2002,31（1）:19-23.

17. MACDONALD-JANKOWSKI D S. Fibro-osseous lesions of the face and jaws. Clin Radiol, 2004,59（1）:11-25.

18. TSIKLAKIS K,SYRIOPOULOS K,STAMATAKIS H C. Radiographic examination of the temporomandibular joint using cone beam computed tomography. Dentomaxillofac Radiol, 2004,33（3）:196-201.

19. SCHUKNECHT B,GRAETZ K. Radiologic assessment of maxillofacial,mandibular,and skull base trauma. Eur Radiol,2005,15（3）:560-568.

20. SUEI Y,TAGUCHI A,TANIMOLO K. Diagnosis and classification of mandibular osteomyelitis. Oral Surg Oral Med Oral Pathol Oral Radiol Endod,2005,100（2）:207-214.

21. SINGER S R,MUPPARAPU M,RINAGGIO J. Florid cemento-osseous dysplasia and chronic diffuse osteomyelitis Report of a simultaneous presentation and review of the literature. J Am Dent Assoc,2005,136（7）:927-931.

22. SIMON J H,ENCISO R,MALFAZ J M,et al. Differential diagnosis of large periapical lesions using cone-beam computed tomography measurements and biopsy. J Endod,2006,32（9）: 833-837.

23. PAUL M S,ROMAN C. Maxillofacial fibro-osseous lesions. Current Diagnostic Pathology, 2006,（12）:1-10.

24. FULLMER J M,SCARFE W C,KUSHNER G M,et al. Cone beam computed tomographic findings in refractory chronic suppurative osteomyelitis of the mandible. Br J Oral Maxillofac Surg,2007,45（5）:364-371.

25. PINHEIRO B C,PINHEIRO T N,CAPELOZZA A L,et al. A scanning electron microscopic study of hypercementosis. J Appl Oral Sci,2008,16（6）:380-384.

26. NOONAN V L,GALLAGHER G,KABANI S,et al. Hypercementosis. J Mass Dent Soc,2008, 56（4）:45.

27. HUSSAIN A M,PACKOTA G,MAJOR P W,et al. Role of different imaging modalities in assessment of temporomandibular joint erosions and osteophytes:a systematic review. Denlomaxillofac Radiol,2008,37（2）:63-71.

28. DRAGE N A,BROWN J E. Cone beam computed sialography of sialoliths. Dentomaxillofac Radiol,2009,38（5）:301-305.

29. MOHAMED A,SINGH A S,RHEIMER E J,et al. Adenomatoid odontogenic tumour:review of the literature and an analysis of 33 cases from South Africa. Ini J Oral Maxillofac Surg,2010, 39(9):843-846.

30. JADU F,YAFTE M J,LAM E W. A comparative study of the effective radiation doses from cone beam computed tomography and plain radiography for sialography. Dentomaxillofac Radiol, 2010,39(5):257-263.

31. Dreiseidler T,Ritler L,Rothamel D,et al. Salivary calculus diagnosis with 3-dimensional cone- beam computed tomography. Oral Surg Oral Med Oral Pathol Oral Radiol Endod,2010, 110(1):94-100.

32. SIJHA R,ROY Chowdhury S K,CHATTOPADHYAY P K,et al. Low-grade osteosarcoma of the mandible. J Maxillofac Oral Surg,2010,9(2):186-190.

33. LIU Y,WANG H,YOU M,et al. Ossifying fibromas of the jaw bone:20 cases. Dentomaxillofac Radiol,2010,39(1):57-63.

34. CHINDASOMBAT J J,POOMSAWAT S,KAKIMOTO N,et al. Calcifying cystic odontogenic tumor and adenomatoid odontogenic lumor:radiographic evaluation. Oral Surg Oral Med Oral Pathol Oral Radiol,2012,114(6):796-803.

35. CHINDASOMBAT J J,POOMSAWAT S,KLONGNOI B. Calcifying cystic odontogenic tumor associated with other lesions:case report with cone-beam computed tomography findings. Oral Surg Oral Med Oral Patliol Oral Radiol,2012. 113(3):414-420.

36. ABELLA F,PATEL S,DURAN S F,et al. Evaluating the periapical status of leeth with irreversible pulpitis by using cone-beam computed tomography scanning and periapical radiographs. J Endod,2012,38(12):1588-1591.

37. WANG S,SHI H,YU Q. Osteosarcoma of ihe jaws:demographic and CT imaging features. Dentomaxillofac Radiol,2012,41(1):37-42.

38. LI N,YOU M,WANG H,et al. Bone islands of the craniomaxillofacial region. Journal of Cranio-Maxillary Diseases,2013,2(1):5.

39. MURAT S,KAMBUROGLU K,ISAYEV A,et al. Visibility of Artificial Buccal Recunent Caries Under Restorations Using Different Radiographic Techniques. Oper Dent,2013,38(2): 197-207.

40. GUO J,SIMON J H,SEDGHIZADEH P,et al. Evaluation of the reliability and accuracy of using cone-beam computed tomography for diagnosing periapical cysts from granulomas. J Enclod,2013,39(12):1485-1490.

41. NAPIER S L, MONTEIRO L J S, GARCIA SANIOS PINIENTA FJ, et al. Atypical hypercementosis versus cementoblasloma. Dentomaxillofacial radiology, 2014, 33（4）: 267-270.

42. WANG K, GUO W, YOU M, et al. Characteristic features of the odontogenic myxoma on cone beam computed tomography. Dentomaxillofacial radiology, 2017, 46（2）: 20160232.

43. LUO J, YOU M, ZHENG G, et al. Cone beam computed tomography signs of desmoplastic ameloblastoma: review of 7 cases. Oral Surgery Oral Medicine Oral Pathology & Oral Radiology, 2014, 118（4）: 126-33.

44. 王凯利, 郑广宁, 刘莉, 等. 牙源性钙化上皮瘤 2 例. 华西口腔医学杂志, 2016（1）: 104-107.